rororo

SVEN C. VOELPEL, Jahrgang 1973, ist Professor für Betriebswirtschaft an der Jacobs University in Bremen sowie Gründungspräsident der WISE Group. Zu seinen Forschungsschwerpunkten zählen demographischer Wandel, Diversity und Leadership. Als führender Altersforscher berät er Regierungen und Organisationen wie die Allianz, die Bundesagentur für Arbeit, Daimler, Deutsche Bahn, KMUs und Start-ups. Er lebt mit seiner Familie in Bremen. Seine Bestseller «Entscheide selbst, wie alt du bist» (2016) und «Die Jungbrunnen-Formel» (2020) erschienen bei Rowohlt Polaris.

Mitarbeit: Ana González y Fandiño, Jahrgang 1972, studierte Angewandte Kulturwissenschaften in Lüneburg und Barcelona und war anschließend wissenschaftliche Mitarbeiterin an der Leuphana Universität Lüneburg. Seither vereint sie ihre Faszination für Wissenschaft und ihre Leidenschaft für Sprache als Autorin, Lektorin und Übersetzerin für wissenschaftliche Publikationen und Sachbücher. Sie lebt mit ihrer Familie in Hamburg.

SVEN VOELPEL

DIE JUNGBRUNNEN-FORMEL

DAS PRAXISBUCH

Vital und fit mit dem 7-Wochen-Programm

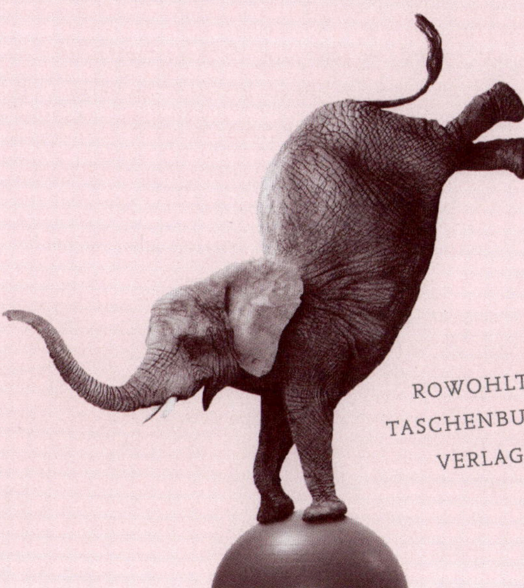

ROWOHLT
TASCHENBUCH
VERLAG

Originalausgabe
Veröffentlicht im Rowohlt Taschenbuch Verlag,
Hamburg, November 2021

Hinweis zur App: Verantwortlich für die Inhalte der App ist
allein die Jungbrunnen GmbH. Der Verlag übernimmt keine
Haftung für Folgen, die durch die Nutzung der App entstehen.
Covergestaltung zero-media.net, München, nach einem Entwurf
von HAUPTMANN & KOMPANIE Werbeagentur, Zürich
Satz aus der Nexus Pro bei Dörlemann Satz, Lemförde
Druck und Bindung CPI books GmbH, Leck, Germany
ISBN 978-3-499-00828-3

INHALT

VORWORT

Wie geht's dir?

«So weit, so gut, aber ...» – «Kann nicht klagen, wobei ...» – «Es geht ...»

Hast du in letzter Zeit immer häufiger gedacht, dass deine Gesundheit «okay» ist? Dass da also durchaus noch Luft nach oben ist? Dass du etwas mehr für deine Gesundheit tun könntest? Vielleicht hast du ja sogar letztes Jahr *Die Jungbrunnen-Formel* in die Hand genommen und beim Lesen gedacht: «Ja, das ist es! Hört sich super an! Man kann nämlich doch ganz viel für seine Gesundheit tun!» Toll! Genau das war der Plan!

Doch obwohl du weißt, dass es viele Möglichkeiten gibt und wie dankbar und positiv Körper und Geist darauf reagieren (würden) – irgendwann sind deine ganzen guten Vorsätze dann doch ins Stocken geraten. Keine Zeit, keine Ideen, keine Motivation? Oder einfach nur nicht gewusst, wie und wo anfangen?

Dann bist du hier richtig! *Die Jungbrunnen-Formel – das Praxisbuch* stellt dir das grundlegende Konzept mit den sieben Faktoren *innere Einstellung, Ernährung, Bewegung, Schlaf, Atmung, Entspannung* und *soziale Kontakte* noch einmal kurz vor. Anschließend konzentrierst du dich eine Woche lang auf je einen dieser Faktoren – und zwar anhand von Übungen und konkreten Tipps, mit denen du deine Gesundheit Schritt für Schritt auf Vordermann bringst.

Am Ende der sieben Wochen wirst du feststellen: Jetzt bist du *ready* für ein ausgeglichenes, bewegtes, entspanntes, rundum gesundes Leben, das Spaß macht!

EINLEITUNG

Gesund sein und es möglichst lange bleiben – das gehört bei uns Menschen zu den meistgewünschten Dingen, und zwar schon immer und überall auf der Welt. Verständlich, denn vor noch gar nicht allzu langer Zeit konnte sich eine aus heutiger Sicht eher harmlose Erkrankung schnell zu einer ernsthaften existenziellen Bedrohung auswachsen. Ein gebrochenes Bein oder eine Magen-Darm-Grippe – wer findet das schon schön? Aber dann stell dir das mal während der Mammutjagd oder auf einer malerisch gelegenen, aber feuchten und zugigen Burg im Mittelalter vor, wo die Toilette aus einem Loch in einer Nische der Burgmauer bestand ...

Dank des medizinischen Fortschritts können wir heutzutage bei vielen Krankheiten deutlich gelassener bleiben als unsere Vorfahren. Außerdem haben wir inzwischen eine durchschnittliche Lebenserwartung, die noch einigen Generationen vor uns als völlig utopisch gegolten hätte. Eins ist jedoch gleich geblieben: Gesundheit gilt uns nach wie vor als unser höchstes Gut. Aber was meinen wir eigentlich, wenn wir sagen: «Hauptsache, gesund!»?

War dein erster Gedanke bei dieser Frage: «Was schon? Nicht krank, natürlich!»? Kein Wunder, wir definieren Gesundheit in allererster Linie als Gegenteil von Krankheit. Doch völlig unabhängig von diagnostizierbaren Erkrankungen, die behandelt werden müssen, umfasst Gesundheit noch eine weitere Facette – nämlich, wie gesund wir uns *fühlen*. Denn selbst mit einer ärztlich attestierten Erkrankung können wir uns durchaus wohl fühlen. Und noch etwas kommt hinzu: Was ich als heftigen Schmerz empfinde, ist für jemand anderen womöglich nicht einmal der Rede wert.

Wie gesund ich – objektiv – bin und wie wohl ich mich – subjektiv – fühle, das sind zwei Seiten ein und derselben Medaille. Und je genauer und ehrlicher ich mir darüber im Klaren bin, desto besser kann ich benennen, wo ich polieren muss, um die Medaille zum Glänzen zu bringen – und zu verhindern, dass sie (wieder) anläuft.

Wenn sich das so anhört, als wäre es mit einer einmaligen Polieraktion nicht getan – richtig! Unser Gesundheitszustand und unser Wohlbefinden sind nämlich nicht in Stein gemeißelt. Ganz im Gegenteil verändern sie sich laufend und bewegen sich dabei zwischen zwei Extremen hin und her: «miserabel» und «bestens». Wir können das hinnehmen und tatenlos dabei zuschauen – oder aber ein Tuch nehmen und die Oberfläche der Medaille regelmäßig putzen, damit sie blitzt und blinkt. Profi-Tipp: Je öfter wir das machen, desto weniger Aufwand müssen wir in eine großangelegte Putzaktion investieren.

Lass uns die Medaillenmetapher noch ein wenig ausschmücken. In *Die Jungbrunnen-Formel* habe ich in diesem Zusammenhang das Bild deiner Gesundheit als Bankkonto verwendet. Zur Erinnerung: Stell dir deine Gesundheit und dein Wohlbefinden einmal als Bankkonto – mit diversen Unterkonten – vor: Bei gesundheitsförderndem Verhalten zahlst du ein, bei gesundheitsschädlichem Verhalten hebst du ab. Die restlichen Abgänge sind die Kontoführungsgebühr, auch bekannt als normaler Alterungsprozess – dagegen kannst du nicht so viel machen. Aber die Höhe der Ein- und Auszahlungen bestimmst du allein! Und hier kommt die denkbar einfache Jungbrunnen-Formel ins Spiel:

Innere Einstellung + Ernährung + Bewegung +
Schlaf + Atmung + Entspannung + soziale Kontakte

= strahlendes Wohlbefinden bis ins hohe Alter

Diese mathematisch anmutende Formel bricht einen komplexen Sachverhalt herunter. So lassen sich die einzelnen Bestandteile besser erfassen und die Formel optimal individuell anpassen. Das funktioniert aber nur unter einer Voraussetzung: Die einzelnen Faktoren müssen immer von einem ganzheitlichen Standpunkt aus betrachtet werden. Denn bei unserer Gesundheit ist es wie immer im Leben: Alles hängt mit allem zusammen. Wenn ich an einer Ecke des Tischtuchs ziehe, kommen *alle* Dinge in Bewegung, die sich darauf befinden.

Was heißt das für unser Bankkonto? Je nachdem, was du isst und trinkst (Faktor 2), wie viel du dich bewegst (Faktor 3), wie sehr du auf deinen Schlaf achtest (Faktor 4), wie aktiv du deine Atmung einsetzt (Faktor 5), wie oft du dir Entspannung und Ausgleich gönnst (Faktor 6) und wie gut du deine sozialen Kontakte pflegst (Faktor 7), füllt und leert sich auch dein Gesundheitskonto. Und eine bewusste innere Einstellung (Faktor 1) hilft dir dabei, den Überblick über deine Kontobewegungen zu behalten.

Zahlst du insgesamt mehr ein, als du abhebst, sparst du einen Puffer an, von dem dein Körper zehren kann, ohne bei einer größeren Abhebung gleich ins Minus zu rutschen. Das heißt, wer insgesamt gesund lebt, erhöht seine «Kreditwürdigkeit» und kann auch mal hin und wieder in einem Bereich über die Stränge schlagen, ohne gleich in den Dispo zu rutschen.

Wie und wann man Einzahlungen tätigt, ist auch eine Typfrage. Wenn du lieber nach Lust und Laune mal auf das eine, mal auf das andere Unterkonto einzahlst, kannst du das gerne so machen – solange du schwarze Zahlen schreibst und keines deiner Unterkonten vernachlässigst. Bist du eher der Typ für Daueraufträge? Auch gut, das macht es am Anfang vielleicht sogar ein wenig leichter, deine neue gesunde Lebenseinstellung beizubehalten.

WIE DIESES PRAXISBUCH FUNKTIONIERT

Das *Jungbrunnenformel-Praxisbuch* schließt an *Die Jungbrunnen-Formel* an. Dort kannst du noch mal detaillierter nachlesen, wie die einzelnen Erkenntnisse wissenschaftlich fundiert gewonnen worden sind. Es eignet sich übrigens auch prima als Nachschlagewerk. Was du gerade in Händen hältst, ist die Erweiterung, die eigens für die Umsetzung im Alltag konzipiert worden ist. Sie soll dir als «Anlageberater *light*» dabei helfen, das theoretische Wissen in alltagstaugliche Tipps, Einstellungen und Verhaltensweisen zu «übersetzen», damit es dir möglichst leichtfällt, dein Gesundheitskonto im Plus zu halten und von den Zinsen zu profitieren.

Nach dem einleitenden Teil findest du den Praxisteil, der in sieben Kapitel gegliedert ist, die sich je einem der *Jungbrunnenfaktoren* widmen. An einem anonymisierten Fallbeispiel unter der Rubrik *Aus dem Alltag* kannst du nachvollziehen, wie sich der jeweilige Faktor bemerkbar machen, welche Lebensbereiche er berühren und welche Fragen er aufwerfen kann. Das kann bei dir durchaus anders gelagert sein, aber durch diese Beispiele wird es hoffentlich anschaulicher und nachvollziehbarer.

Anschließend findest du eine komprimierte Zusammenfassung, welchen Einfluss der jeweilige Faktor auf deine Gesundheit und dein Wohlbefinden hat und welche Mechanismen dahinterstecken. Neben den wichtigsten Eckpunkten steht hier auch die eine oder andere interessante Detailinformation.

Als Nächstes folgt eine kurze Erklärung, welche Schritte nun kommen und wie sie ablaufen: 1. Bestandsaufnahme, 2. Stellschrauben entdecken, 3. loslegen.

Bei der Bestandsaufnahme hilft dir eine Tabelle, in der bereits Antwortmöglichkeiten vorgegeben sind. Außerdem gibt es leere Felder, in die du deine individuellen Antworten eintragen kannst.

Weitere offene Fragen sind als Denkanstoß gemeint, die dich dabei unterstützen, deinen inneren Kompass besser auf dein Ziel einzunorden.

In einer kurzen To-do-Liste kannst du eintragen, was du für die Tipps der kommenden Woche vorbereiten bzw. gegebenenfalls besorgen musst. Dabei handelt es sich aber um keine großen, kostspieligen Anschaffungen, sondern höchstens um eine Zutat (wie Kurkuma) oder ein kleines Hilfsmittel (wie Klebezettel). Es bietet sich also an, die Tipps zur Vorbereitung zumindest einmal kurz zu überfliegen.

Dann geht's endlich los! Von Montag bis Freitag (oder von Tag 1 bis Tag 6, wenn du an einem anderen Tag anfangen möchtest) bekommst du je einen *Jungbrunnentipp*, inklusive eines Profi-Tipps. Dabei handelt es sich ausnahmslos um ganz einfach umzusetzende Verhaltensweisen, für die du weder Vorkenntnisse noch teure Gadgets brauchst. Nicht jeder dieser Tipps wird etwas für dich sein, aber probiere sie alle wenigstens ein paarmal aus. Du wirst überrascht sein, mit wie wenig Aufwand sich ein vergleichsweise großer Erfolg erzielen lässt, wenn man denn dabeibleibt! Mit der *Affirmation des Tages* fällt dir das Durchhalten ja vielleicht ein wenig leichter.

ESSEN	TRINKEN
☒ Brot, Brötchen	☒ Wasser
○ Haferflocken, Cerealien	☒ schwarzer Kaffee, schwarzer Tee
☒ Kartoffeln	○ grüner Tee, (verdünnter) Kräutertee, (verdünnter) Früchtetee
☒ Nudeln	☒ Milch
○ Hülsenfrüchte	○ Milchalternativen
☒ Milchprodukte, d. h. Käse, Joghurt, Quark etc.	☒ Milchkaffee mit Zucker/Sirup, Kakao
○ Eier	○ Säfte, Schorlen
☒ Fleisch/Wurst	○ Limonaden, Energy-Drinks
○ Fleisch-/Wurstersatzprodukte	☒ Bier, Wein
○ Fisch	☒ sonstiger Alkohol
☒ Obst	☒ KOMBUCHA
○ Gemüse	○
○ Pilze	○
☒ Süßigkeiten, Snacks	○
☒ ALGENSALAT	○
○	○
○	○
○	○

Beispiel für eine ausgefüllte Seite

Wie gut du mit dem jeweiligen Tipp zurechtgekommen bist, kannst du anschließend (täglich) im *Kassensturz* festhalten. Hierbei helfen dir vorformulierte Fragen. Notiere dir aber auch gerne alles, was dir außerdem noch einoder auffällt. Komm immer wieder zu diesen Seiten zurück, um Veränderungen zu überprüfen und gegebenenfalls zu notieren.

Am Sonntag (oder an Tag 7) gibt es keinen *Jungbrunnentipp* – denn dann ist es Zeit, die Woche Revue passieren zu lassen. Hier laden dich eine Doppelseite mit offenen Fragen und Skalen zum Ankreuzen dazu ein, dich mit den Erfahrungen und Ergebnissen der letzten Tage auseinanderzusetzen. Auch hierhin kannst du immer wieder zurückkehren, um Vergleiche anzustellen, Fortschritte festzuhalten oder in älteren Notizen zu stöbern.

Dieses *Praxisbuch* ist kein Lesebuch, es ist ein Arbeitsbuch und Tagebuch, in das du nach Herzenslust reinschreiben sollst! Markiere dir alles, was dir wichtig erscheint. Arbeite mit unterschiedlichen Textmarkern, bunten Klebezetteln, Büroklammern oder auch mit umgeknickten Eselsohren – erlaubt ist, was dir hilft!

Außerdem haben wir noch eine Besonderheit für dich vorbereitet: Am Ende dieser Einleitung findest du einen QR-Code. Scanne den Code mit deiner Handykamera ein, dann gelangst du zur *Jungbrunnen*-Homepage (www.jungbrunnenapp.de), wo du einen speziellen Code generieren kannst. Er gewährt dir vier Wochen lang einen kostenlosen, exklusiven Zugang zum Premiumbereich der *Jungbrunnen*-App! Dort erhältst du viele weitere Tipps, Videos und Empfehlungen. Am Ende jedes Kapitels stehen ebenso QR-Codes: Sie leiten dich direkt weiter zum entsprechenden *Jungbrunnenfaktor* in der App und bieten spannende zusätzliche Informationen.

Aber damit nicht genug: Wolltest du schon immer herausfinden, wie alt du wirklich bist – und wie viele Jahre du durch einen gesunden Lebenswandel hinzugewinnen kannst? Dann mache den kostenlosen Alterstest auf http://svenvoelpel.com/alterstest/.

Nach Ausfüllen des Alterstests erhältst du eine Analyse deines biologischen Alters und konkrete Handlungstipps.

Und nun? Endlich Schluss mit Theorie! Rein in die Praxis!

Hier geht's zur Jungbrunnen-App!
Scanne den QR-Code oder besuche
www.jungbrunnenapp.de/buch,
um mehr Informationen zu erhalten.

FAKTOR 1

INNERE EINSTELLUNG – BEWUSST SEIN

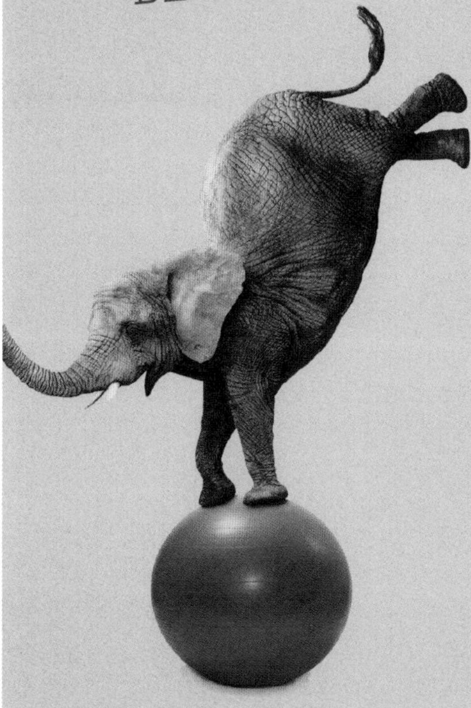

Aus dem Alltag

«Mit 66 Jahren, da fängt das Leben an ...» Tobias (46) kann sich noch gut daran erinnern, wie seine Oma diesen Hit zu ihrer «Hymne» erklärte und dauernd trällerte, als sie in Rente ging. Was er damals lustig fand, stimmt ihn heute nachdenklich: Dass man mit dem Eintritt ins Rentenalter noch nicht zum alten Eisen gehört – schön und gut! Aber muss, sollte, möchte man wirklich so lange warten, bis man mit «dem Leben anfängt»?

Das kann es doch nicht sein, schwant Tobias schon länger. Und nicht nur ihm, so scheint es: Überall ist von *Work-Life-Balance, Life-Domain-Balance* und *Achtsamkeit* die Rede. Okay, weniger zu arbeiten und insgesamt mal einen Gang runterzuschalten, würde ihm sicherlich guttun. Und dass die innere Einstellung dabei eine Rolle spielt, wie man seinen Alltag wahrnimmt, das kann Tobias sich sogar gut vorstellen. Sollte damit allerdings das schlechte Gewissen gemeint sein, das ihn pünktlich zu Neujahr für zwei Wochen ins Fitnessstudio treibt oder seine diversen kläglich gescheiterten Versuche, mit dem Rauchen aufzuhören – dann gute Nacht zusammen.

«Man ist so alt, wie man sich fühlt», ist noch so ein Credo von Tobias' Oma – das sie mit regelmäßigen Wandertouren und als ehrenamtliche Lesepatin unter Beweis stellt. Da muss also etwas dran sein. Und zwar ganz grundsätzlich und nicht erst, wenn man 66 wird. Nur was?

EINE POSITIVE INNERE EINSTELLUNG – WIE FINDET MAN SIE, WIE BEHÄLT MAN SIE?

Die innere Einstellung ist wie ein Bumerang. Wenn man weiß, wie man ihn wirft, dann kommt er verlässlich zu einem zurück – und so, wie man dem Tag begegnet, so entwickelt er sich meist auch. Das ist nichts Neues, und wir haben es alle schon erlebt: Wenn der Wecker am Montagmorgen klingelt, man den Regen schon gegen die Fensterscheibe prasseln hört und einem dann auch noch der lästige Arbeitstermin wieder einfällt, den man gleich am Vormittag hat, dann ist klar: Dieser Tag wird einer zum Vergessen. Es geht aber auch genau andersherum: Hüpft man an seinem Geburtstag voller Vorfreude quietschfidel aus den Federn, freut sich auf Besuch, Kuchen und Geschenke, dann schlüpft man abends garantiert glücklich und zufrieden zurück unter die Bettdecke.

Es ist nicht nur wissenschaftlich erwiesen, es schließt auch an genau solche Erfahrungswerte an – wer sich jünger und gesünder fühlt, ist nachweislich vitaler und fitter. Und zwar nicht nur in offensichtlichen Situationen, sondern auch dauerhaft im Alltag. Es spricht also alles dafür und nichts dagegen, sich diese selbsterfüllende Prophezeiung systematisch zunutze zu machen.

Dabei geht es aber um etwas weitaus Grundlegenderes als die Frage, ob das Glas nun halb voll oder halb leer ist. Was wir brauchen, geht nämlich darüber hinaus, einfach nur die Perspektive zu wechseln – auch wenn das der erste Schritt ist. Der Schlüssel zum Erfolg liegt in einer grundlegenden Einstellungsänderung. Denn unsere Überzeugungen sind unser stärkster Partner im Kampf gegen den inneren Schweinehund, negative Glaubenssätze und gesundheitsschädliche Gewohnheiten.

Um diese zu erkennen und die Haltungen dahinter auflösen zu können, sollte Achtsamkeit in dein Leben Einzug erhalten, sprich, alles, was ist – deine Gedanken, Gefühle, Sinnesreize, dein körperliches Befinden –, solltest du bewusst wahrnehmen. Wer sich die Zeit für echte Achtsamkeit gibt und den eigenen Körper sowie die eingeschliffenen Routinen bewusst unter die Lupe nimmt, hat damit schon die halbe Miete zu einer ganzheitlichen Einstellungsänderung in der Tasche. Denn erst, wenn ich meine Bedürfnisse erkannt habe und zu benennen weiß, kann ich ihnen gezielt nachgehen und sie stillen. Anders gesagt: Ich muss lernen, mein diffuses «Bauchgefühl» zu konkretisieren, um meine Einstellung zu verändern und mein Verhalten entsprechend anzupassen.

Wie wir ticken, gibt den Takt für unseren Körper vor. Sicher, unser Körper kennt das Stück in- und auswendig, und er bekommt die tägliche Aufführung auch ohne uns hin, ob wir nun zuhören oder nicht. Vor allem in zeitweiligen Ausnahmesituationen – wie bei kurzfristigem Stress im Beruf oder einer akuten vorübergehenden Erkrankung – ist es beruhigend zu wissen, dass der Körper sein Überlebensprogramm auch ohne unser Zutun verlässlich abspulen kann. Wir haben aber auch die Wahl, ihn zu unterstützen, indem wir als Dirigentin oder Konzertmeister die Geschwindigkeit, die Einsätze, die Länge der Pausen, den Wechsel von laut zu leise usw. aufmerksam begleiten. Und schon spielt das Laienorchester befreit auf wie ein einheitlich gestimmter philharmonischer Klangkörper. Höchste Zeit, ganz bewusst den Dirigierstab in die Hand zu nehmen, um ungute Verhaltens- und/oder Denkweisen zu entlarven und dann an einer Einstellungsänderung zu arbeiten.

Leider geht es aber – wie so oft im Leben – nicht ohne einen Lernprozess. Denn so, wie man als Orchestermitglied Noten lesen können sollte, um der Partitur folgen zu können, müssen auch wir als Allererstes wieder ein Gefühl für uns selbst und den eigenen Körper entwickeln.

Dasselbe gilt – wenn auch auf einer anderen Ebene – für meine Einstellungen. Denn sie bestimmen maßgeblich, wie ich mich verhalte und welcher Erfolg meinem Tun beschieden ist. Im Klartext: Wer gesünder und fitter werden möchte, aber möglichst, ohne seinen Lebensstil zu verändern, kann lange warten. Ohne die Bereitschaft, liebgewonnene Gewohnheiten und eingefahren Sichtweisen auf den Prüfstand zu stellen und im Zweifel zu ändern, geht es leider nicht. Je nachvollziehbarer und spürbarer aber der positive Effekt, desto größer auch die Bereitschaft, die Hürde zu nehmen und eine langfristige Verhaltensänderung herbeizuführen.

Oft genug lässt sich der Nutzen erst nach einer ganzen Weile abschätzen, einer quantifizierbaren Bestimmung entzieht er sich sowieso, eben weil der direkte Vergleich entfällt. Denn wenn ich mit dem Rauchen aufhöre, bekomme ich zwar besser Luft, schmecke nuancenreicher und fühle mich insgesamt wieder fitter – dass ich mein Risiko für Atemwegs- und Kreislauferkrankungen senke, merke ich aber im besten Fall «nur» daran, dass ich sie eben nicht bekomme. Kein Wunder, dass die meisten unserer Neujahrsvorsätze von vornherein zum Scheitern verurteilt sind: Es sind gut gemeinte Ziele, die wir uns aber nur stecken, weil «man das so macht». Entsprechend halbherzig erfolgt dann oft genug die Umsetzung, bis das schlechte Gewissen als einzige Antriebskraft immer leiser wird und schließlich verstummt.

Vor diesem Hintergrund ist es nur ein kleiner Schritt hin zu der Einsicht, dass Körper und Geist sich gegenseitig beeinflussen. Dem widerspricht nicht einmal unsere westliche Medizin, obwohl ihre zentralen Grundannahmen auf einer Trennung von Körper und Geist basieren. Zu offensichtlich ist die enge Wechselwirkung von körperlichem Befinden und mentaler Verfassung: Placebos wirken in Studien wie Medikamente, liebevolle Zuwendung aktiviert die Selbstheilungskräfte – permanenter Erfolgsdruck löst hingegen Reizmagen und Durchfall aus. Die Liste mit Beispielen ließe sich endlos fortsetzen, aber auch so ist offensichtlich: Unser Körper reagiert auf alles, was wir ihm mit unserem Verhalten «antun».

Das kann man ignorieren oder ihm sogar übelnehmen. Jede Pizza statt Salat, jede Nachtschicht statt ausreichend Schlaf, jedes Wochenende vor dem Fernseher, statt ins Grüne gefahren zu sein, hängen dann wie ein Damoklesschwert über uns und spotten: «Kein Wunder, dass du übergewichtige *Couch-potato* kurz vor dem *Burnout* stehst!»

Wir können aber auch dankbar für das Frühwarnsystem unseres Körpers sein und uns darin üben, seine Anzeichen und Rückmeldungen zu lesen, um darauf zu reagieren. Vor allem können wir unserer inneren Stimme einen anderen, wohlwollenderen Ton beibringen, denn sie bestimmt, ob wir eine destruktive oder eine wertschätzende und damit eine förderliche, gesunde Haltung uns selbst gegenüber entwickeln: «Du leistest echt viel, kein Wunder, dass du so erschöpft bist und zu ‹Nervennahrung› in Form von Pizza und Co. greifst. Dies tut dir aber maximal in dem Moment gut. Was könnte besser sein, um dich wieder in ein Gefühl der Selbstwirksamkeit zu bringen, als dich runterzumachen oder mit absoluten Verboten zu gängeln?»

Wenn Pizza die Ausnahme in einem sonst ausgewogenen Ernährungsplan ist, die Nachtschicht durch Ausschlafen bei nächster Gelegenheit ausgeglichen wird und man das Seriengucken am Samstagabend durch einen ausgedehnten Waldspaziergang am Sonntag kompensiert, sieht die Bilanz nämlich schon gar nicht mehr so übel aus.

Wobei wir gleich beim nächsten Grundsatz wären. Welche dieser beiden Perspektiven wir einnehmen, ob wir uns selbst niedermachen oder uns ermutigen, unser Verhalten zu ändern, gehört zu den Aspekten des Lebens, die wir bewusst beeinflussen und steuern können – selbst wenn das manchmal schwerfällt.

Auch das mag nach einer Binsenwahrheit klingen, ist aber ebenfalls wissenschaftlich erwiesen: Unsere Erwartungshaltung und innere Einstellung bestimmen maßgeblich, wie wir Situationen einschätzen, ob wir sie meistern oder an ihnen scheitern. Ich kann meinem Lieblingsessen Pizza komplett abschwören und stattdessen nur noch Rohkost knabbern, was ernährungsphysiologisch ohne Frage positiv zu Buche schlagen würde. Wenn mir das aber komplett die Lust am Essen verleidet, ist das ein fragwürdiger Erfolg. Weit aussichtsreicher wäre also wohl ein Kompromiss, bei dem ich den Pizzakonsum zugunsten gesünderer Alternativen einschränke, anstatt komplett darauf zu verzichten.

Egal um welchen Faktor der *Jungbrunnenformel* es geht, jeder einzelne profitiert davon, wenn wir unsere Aufmerksamkeit auf ihn richten und gewissenhaft überprüfen, an welchen Stellen sich Verhaltensänderungen anbieten oder gar aufdrängen. Und dann heißt es üben, üben, üben, damit uns die neuen Gewohnheiten in Fleisch und Blut übergehen. Bereits einzeln für sich genommen, entfalten sie ihre Wirkung, umso mehr im Zusammenspiel – mit der entsprechenden inneren Einstellung als Begleitung kommen sie als vielstimmiges Gesamtwerk so richtig zur Geltung.

Maestra, Maestro – Vorhang auf, Bühne frei!

FIT UND GESUND MIT DEN JUNGBRUNNENTIPPS FÜR EINE GESUNDE EINSTELLUNG

SCHRITT 1: Mach dir bewusst, welche Einstellungen du hast und welche Glaubenssätze dein Tun bestimmen – ganz allgemein, aber auch konkret auf die einzelnen Faktoren der *Jungbrunnenformel* bezogen. Horche außerdem in dich hinein, um den Anzeichen und Rückmeldungen deines Körpers nachzuspüren und deine Bedürfnisse zu erkennen. Hierbei hilft dir die Tabelle auf der nächsten Seite. Nimm dir Zeit, sie ehrlich auszufüllen und möglichst alles zu berücksichtigen – generelle Überzeugungen und Vorannahmen über dich selbst, aber auch konkrete Stimmungen, Körperhaltungen und Gewohnheiten. Sei ruhig schonungslos, das bleibt alles zwischen diesen zwei Buchdeckeln. Vielleicht hast du dann ja schon eine leise Ahnung, wo sich dein Entwicklungspotenzial versteckt.

SCHRITT 2: Entdecke die Stellschrauben, an denen du drehen kannst, und finde einfach umsetzbare Gewohnheiten und Routinen, die dir auf Dauer einen achtsamen Lebensstil und eine langfristige Einstellungsveränderung ermöglichen. Für die nächsten sechs Tage schlagen wir dir je einen *Jungbrunnentipp* pro Tag zum Ausprobieren vor und erklären dir kurz, wieso wir gerade diesen Tipp ausgesucht haben. Für den einen oder anderen musst du vielleicht im Vorfeld eine Kleinigkeit besorgen, lies sie dir deswegen am besten schon jetzt einmal durch.

SCHRITT 3: Du bist dran – auf Los geht's los!

Mein «Bewusst-Sein» an einem ganz normalen Tag

WELCHE EINSTELLUNGEN UND GLAUBENSSÄTZE BESTIMMEN MEIN HANDELN?

Wie denke ich über mich?

Wie stehe ich zu den Dingen?

Was ist mir wichtig?

Was möchte ich verbessern?

Warum möchte ich eine Veränderung herbeiführen?

WIE ACHTSAM GEHE ICH MIT MIR UM? WIE BEWUSST BIN ICH MIR DER ANZEICHEN BZW. RÜCKMELDUNGEN MEINES KÖRPERS?

- ○ innehalten und Aufmerksamkeit nach innen richten
- ○ Stimmungen/Launen bewusst machen
- ○ Pausen und Regenerationsphasen einlegen
- ○ Körperhaltung/Bewegungsmuster überprüfen
- ○ gesunde Routinen entwickeln und einhalten
- ○ ungesunde Routinen erkennen und unterbrechen

Was hält mich davon ab, achtsamer zu sein und die Bedürfnisse meines Körpers – also meine Bedürfnisse – zu berücksichtigen?

Was erhoffe ich mir davon, wenn ich mich dauerhaft in Achtsamkeit übe und bewusst an meiner inneren Einstellung arbeite?

To-do-Liste/Einkaufsliste für die kommende Woche

z.B. Klebezettel bzw. Notizzettel und Klebefilm

JUNGBRUNNENTIPP #1 – *Achtsamkeit entwickeln*

Montag

Du möchtest dein Leben gesünder gestalten, und heute soll es losgehen. Erst einmal: Herzlichen Glückwunsch, dass es nicht bei dem frommen Wunsch bleibt und du diese Herausforderung aktiv annimmst! Vermutlich würdest du jetzt am liebsten lospreschen. Doch wie bei allen Veränderungen, die langfristig Erfolg haben sollen, beginnen wir erst einmal damit, die Voraussetzungen dafür zu schaffen. Das Ganze ist ein Langstreckenlauf, kein Sprint. Und wie bei jedem größeren Projekt empfiehlt es sich auch für deinen *Jungbrunnenmarathon*, nicht einfach loszulaufen, sondern dich darauf – körperlich *und* mental – vorzubereiten.

Beginne damit, dass du dir morgens nach dem Aufwachen und abends vor dem Einschlafen ganz bewusst Zeit dafür nimmst, in dich zu gehen. Lass deinen Gedanken freien Lauf, nimm sie wahr, aber lass sie vorbeiziehen, ohne sie zu bewerten oder womöglich in gedanklichen To-do-Listen zu organisieren. Spüre stattdessen deinen gesamten Körper von den Zehenspitzen bis zum Kopf. Das lässt dich nicht nur entspannter in den Tag starten bzw. leichter in den Schlaf finden, es trainiert dich auch darin, deinen Körper und seine Bedürfnisse deutlicher wahrzunehmen. Das ist eine zentrale Fähigkeit, die dir nicht nur für die Umsetzung sämtlicher Faktoren der *Jungbrunnenformel*, sondern ganz generell in allen Bereichen des Lebens zugutekommen wird.

PROFI-TIPP

Wenn du Geschmack an dieser einfachen Achtsamkeitsübung findest, solltest du die Technik des sogenannten Bodyscans *für dich ausprobieren, wie sie beim Yoga oder zur gezielten Stressbewältigung eingesetzt wird. Für den Einstieg eignen sich Anleitungen mit und ohne Musik, die z. B. viele Krankenkassen kostenlos zur Verfügung stellen.*

Affirmation des Tages

HEUTE IST DER ANFANG VOM REST DEINES LEBENS.

Wie oft habe ich den Jungbrunnentipp ausprobiert?

Hat der Jungbrunnentipp funktioniert?

- ○ gut, weil
- ○ nicht so gut, weil
- ○ überhaupt nicht, weil

Wie könnte eine Alternative für mich aussehen?

JUNGBRUNNENTIPP #2 – *Bodyscan anwenden*

Dienstag

Jetzt mal Butter bei die Fische: Stellst du abends manchmal fest, dass du den ganzen Tag nichts getrunken hast, außer ein paar Tassen Kaffee? Schrickst du regelmäßig beim Fernsehen hoch, weil du eingenickt bist? Und tränen dir manchmal die Augen, weil du schon seit Stunden auf den Bildschirm guckst? Obwohl unser Körper die ganze Zeit mit uns kommuniziert, sind wir oft zu abgelenkt, seine Botschaften und Rückmeldungen wahrzunehmen. Und bei manchen haben wir fast verlernt, sie richtig zu deuten.

Inzwischen hast du ja wahrscheinlich schon ein paarmal ausprobiert, wie man mit Hilfe des vereinfachten *Bodyscans* die Aufmerksamkeit nach innen richtet. Nutze diese erhöhte Sensibilität für deinen Körper, um verteilt über den Tag immer wieder in dich hineinzuhorchen, wie es dir geht und was dir fehlt. Hast du Durst? Ist dir danach, dir die Beine zu vertreten? Brauchst du fünf Minuten abseits vom Trubel? Würde dir ein kurzes Nickerchen über das lähmende Nachmittagstief hinweghelfen? Finde heraus, was für dich in welcher Situation das Richtige ist!

PROFI-TIPP

Nutze jeden sich bietenden Leerlauf, um deine Aufmerksamkeit gezielt nach innen zu lenken. Beim Händewaschen, an der Ampel, in der Kassenschlange, in der Werbepause – jedes noch so kleine Zeitfenster reicht, um in dich hineinzuhorchen, wie es dir gerade geht, und deine Körperhaltung zu überprüfen. Allein diese Bewusstmachung hilft ganz automatisch dabei, dass du rechtzeitig(er) ins Bett gehst, ein Glas Wasser trinkst, kurz deinen Stress ausblendest.

Affirmation des Tages

HÖR AUF DAS FLÜSTERN DEINES KÖRPERS,
BEVOR ER BEGINNT ZU SCHREIEN.

KASSENSTURZ #2 – *Dienstag*

Wie oft habe ich den Jungbrunnentipp ausprobiert?

Hat der Jungbrunnentipp funktioniert?

- ○ gut, weil
- ○ nicht so gut, weil
- ○ überhaupt nicht, weil

Wie könnte eine Alternative für mich aussehen?

DI

Mittwoch

Wie lange könntest du eine 6 kg schwere Wassermelone am ausgestreckten Arm halten? Nicht sehr lang? Dann frag mal deine Halswirbelsäule und deine Nackenmuskulatur, wie es ihnen dabei geht: Denn sie vollführen dieses Kunststück tagtäglich, nämlich immer dann, wenn dein Kopf nicht gerade auf dem Kopfkissen ruht. In aufrechter Haltung stellt das für unseren Körper auch überhaupt kein Problem dar. Doch sobald wir den Kopf neigen und dabei noch den Rücken krümmen und die Schultern nach vorn ziehen – also bei jedem Blick aufs Smartphone beispielsweise –, erhöht sich die Last um ein Vielfaches: bei 45° Neigungswinkel auf rund 22 kg, bei 60° auf etwa 27 kg. Und der Kraftakt fällt uns nicht einmal auf – bis wir verspannt sind.

Gewöhn dir deshalb an, deine Körperhaltung regelmäßig zu kontrollieren. Am Anfang hilft dir ein Klebezettel am Bildschirm, der Wecker des Smartphones (das hoffentlich auf dem Tisch und nicht schon wieder in deiner Hand liegt) oder die Eieruhr auf der Fensterbank, dich daran zu erinnern. Hast du dir das erst einmal angewöhnt, wirst du wie von selbst regelmäßig kurz aufstehen und die Beine ausschütteln, die Schultern nach hinten ziehen, den Rücken strecken, den Kopf langsam kreisen lassen. Mach dabei ruhig die Augen zu und spüre dem wohltuenden Effekt nach, wenn Spannung und Entspannung sich ablösen.

PROFI-TIPP

Körperhaltung und Stimmung beeinflussen sich wechselseitig: Einerseits lassen wir unwillkürlich Kopf und Schultern hängen, wenn wir erschöpft sind, andererseits wirken wir mit einer aufrechten Körperhaltung nicht nur selbstbewusster, sondern fühlen *uns auch so.* Embodiment *nennt man diesen Effekt, bei dem du ausprobieren solltest, was für dich am besten funktioniert.*

Affirmation des Tages

DIE NÄCHSTE HALTUNG IST DIE BESTE!

Wie oft habe ich den Jungbrunnentipp ausprobiert?

Hat der Jungbrunnentipp funktioniert?

- ○ gut, weil
- ○ nicht so gut, weil
- ○ überhaupt nicht, weil

Wie könnte eine Alternative für mich aussehen?

MI

Donnerstag

Der Wecker piept, duschen, anziehen, kurz noch ein Kaffee. Los zur Arbeit, Bus verpassen, gerade noch pünktlich ankommen. E-Mails, Kundenfragen, Arbeitsaufträge abhaken. In der Mittagspause einen Arzttermin ausmachen, die Autowerkstatt anrufen und nebenher Instant-Nudeln runterschlingen. Endlich Feierabend, das heißt einkaufen, nach Hause flitzen, Wäsche waschen, das Nötigste aufräumen, Essen machen. Nach dem Abendessen endlich aufs Sofa, Füße hochlegen, den Fernseher an, im Halbschlaf Zähne putzen, viel zu spät ins Bett gehen. Der Wecker piept. Na, klingelt's?

Nimm dir unbedingt Zeit für Pausen. Und zwar für echte Auszeiten, in denen du nichts anderes nebenher machst. Keine Online-Bestellung, kein Handyspiel, keine Nachrichten checken. Sondern einfach mal: nichts. Dafür reichen schon die fünf Minuten vor der nächsten Besprechung oder das Warten auf die S-Bahn. Achte vor allem darauf, dass die Pause eine echte Alternative zu dem ist, was du gerade machst. Sitzt du vor dem Computer? Stell dich ans offene Fenster, fixiere einen Punkt in der Ferne und schließe die Augen ein paar Mal, um die Sehmuskeln zu entlasten. Entspannende Musik über Kopfhörer kann dabei helfen, anstrengende Kundengespräche zu verarbeiten. Und, Spoiler-Alarm: Man muss nicht unbedingt «eine rauchen», um einen Grund zu haben, kurz vor die Tür an die frische Luft zu gehen.

PROFI-TIPP

Behandele deine Kurzpausen wie jeden anderen Termin: Überleg dir, wie und wann du sie in deinen Alltag integrieren kannst, trag sie in deinen Terminkalender ein oder setz einen Alarm auf deinem Mobiltelefon – und dann halte sie ein! Deine anderen Verpflichtungen lässt du ja auch nicht einfach sausen.

Affirmation des Tages

«WER KEINE ZEIT FÜR SEINE GESUNDHEIT HAT, WIRD SPÄTER VIEL ZEIT FÜR SEINE KRANKHEITEN BRAUCHEN.»

Sebastian Kneipp

Wie oft habe ich den Jungbrunnentipp ausprobiert?

Hat der Jungbrunnentipp funktioniert?

- ○ gut, weil
- ○ nicht so gut, weil
- ○ überhaupt nicht, weil

Wie könnte eine Alternative für mich aussehen?

Freitag

«Ich müsste wirklich mal wieder … Jetzt habe ich schon wieder nicht … Wenn das stressige Projekt, die Prüfung, Weihnachten erst mal vorbei ist, dann …» Schwirren in deinem Hinterkopf auch diese guten Vorsätze herum, gewürzt mit einer ordentlichen Prise schlechtem Gewissen und trotzdem passiert … nichts? Die gute Nachricht: Damit bist du nicht allein. Die noch bessere Nachricht: Mit der richtigen Strategie wird es um einiges leichter, diese Hürde zu überwinden.

Entscheide bewusst, welches Gesundheitsziel du dir stecken möchtest, und formuliere es möglichst konkret. Ein pauschales «Ich möchte gesünder leben» überfordert den eifrigsten Gesundheitsapostel. Formulier es lieber *smart*: ***s*** wie *spezifisch* («Ab morgen fahre ich zweimal die Woche mit dem Fahrrad zur Arbeit.»), ***m*** wie *messbar* («Je schneller und relaxter ich ankomme, desto besser meine Kondition.»), ***a*** wie *attraktiv* («Von den gesparten Fahrtkosten gönne ich mir einen Saunabesuch.»), ***r*** wie *realistisch* («Ich fahre nur noch mit dem Rad, bei Wind und Wetter» ist wohl für die meisten so ziemlich das Gegenteil von «attraktiv».) und schließlich ***t*** wie *terminiert* («Ab morgen geht es los. In einem Monat ziehe ich dann eine Zwischenbilanz»). Ganz schön clever, die *Smart*-Formel, was?

PROFI-TIPP

Verlier vor lauter Motivation und Ehrgeiz nicht aus dem Auge, wie du dich mit deinem neuen Vorhaben fühlst. Stellt sich mittel- bis langfristig ein Zufriedenheitsgefühl ein? Sei nicht zu stolz, eine Kurskorrektur durchzuführen, falls Aufwand und Ertrag für dich in keinem guten Verhältnis zueinander stehen.

Affirmation des Tages

EIN ZIEL OHNE PLAN IST NUR EIN WUNSCH.

Wie oft habe ich den Jungbrunnentipp ausprobiert?

Hat der Jungbrunnentipp funktioniert?

- ○ gut, weil
- ○ nicht so gut, weil
- ○ überhaupt nicht, weil

Wie könnte eine Alternative für mich aussehen?

FR

Samstag

Rolltreppen und Aufzug sind echt superpraktisch, da kann man im Hochfahren einen schnellen Blick auf das Smartphone werfen. Schlafen ist was für Langweiler und Spaßbremsen. Zum Feierabend gibt's erst mal ein kühles Bier! Und was wäre ein Filmabend ohne Popcorn und Chips? Was als Ausnahme kein Problem darstellt, schlägt als festes Ritual in unserer Gesundheitsbilanz weniger gut zu Buche. Aber obwohl wir das genau wissen, haben wir uns alle so manche ungesunde Verhaltensweise angewöhnt. Und sich das wieder abzugewöhnen, ist gar nicht so leicht – denn der Mensch ist und bleibt ein Gewohnheitstier.

Aber: Das kannst du dir auch gezielt zunutze machen, indem du dir bewusst neue Verhaltensweisen und Einstellungen antrainierst, bis sie zum Selbstläufer werden. Keine Sorge, das funktioniert zuverlässig. Denn jedes Mal, wenn wir etwas Neues lernen, werden in unserem Gehirn Verbindungen zwischen den beteiligten Nervenzellen gebildet, reaktiviert, verstärkt. Und je häufiger wir sie benutzen, desto schneller und effektiver werden aus Trampelpfaden vielbefahrene Datenautobahnen. Alles, was du brauchst, ist ein wenig Durchhaltevermögen und Geduld mit dir selbst. Setz dich bloß nicht unter Druck, das hemmt dich bloß.

PROFI-TIPP
Schreib dein Ziel auf einen Zettel, den du an deinen Badezimmerspiegel, den Bildschirm, die Kühlschranktür klebst, oder richte dir ein Foto davon als Sperrbildschirm auf deinem Smartphone ein. Dank dieser kleinen Erinnerungshilfen verlierst du dein Ziel auch in der Hektik des Alltags nicht aus den Augen.

Affirmation des Tages

MÖGE DIE MACHT DER GEWOHNHEIT MIT MIR SEIN.

Wie oft habe ich den Jungbrunnentipp ausprobiert?

Hat der Jungbrunnentipp funktioniert?

- ○ gut, weil
- ○ nicht so gut, weil
- ○ überhaupt nicht, weil

Wie könnte eine Alternative für mich aussehen?

Die Woche ist geschafft – und am siebten Tag sollst du ruhen. Deshalb wollen wir den Sonntag dazu nutzen, die vergangene Woche noch einmal Revue passieren zu lassen und zu überprüfen, ob wir in den zurückliegenden Tagen schon kleine Einstellungs- und damit Verhaltensänderungen an uns bemerken konnten. Los geht's!

Wie fühle ich mich heute?

Welche positiven Veränderungen habe ich bemerkt?

Welche Jungbrunnentipps zu Achtsamkeit und innerer Einstellung haben mir gutgetan?

#1	1	○	○	○	○	○	○	○	○	○	○	10
#2	1	○	○	○	○	○	○	○	○	○	○	10
#3	1	○	○	○	○	○	○	○	○	○	○	10
#4	1	○	○	○	○	○	○	○	○	○	○	10
#5	1	○	○	○	○	○	○	○	○	○	○	10
#6	1	○	○	○	○	○	○	○	○	○	○	10

Welche Jungbrunnentipps zu Achtsamkeit und innerer Einstellung passen gut in meinen Alltag?

#1	1	○	○	○	○	○	○	○	○	○	○	10
#2	1	○	○	○	○	○	○	○	○	○	○	10

#3	1	○	○	○	○	○	○	○	○	○	○ 10
#4	1	○	○	○	○	○	○	○	○	○	○ 10
#5	1	○	○	○	○	○	○	○	○	○	○ 10
#6	1	○	○	○	○	○	○	○	○	○	○ 10

Welche Jungbrunnentipps zu Achtsamkeit und innerer Einstellung möchte ich zu einem anderen Zeitpunkt, z. B. im Urlaub, noch einmal in Angriff nehmen?

Welche drei (oder mehr) neuen Gewohnheiten und Routinen möchte ich mit in die nächste Woche nehmen?

Welche eigenen Ideen habe ich, die gut zu mir und meinem Alltag passen?

SO

Warum möchte ich meinen Lebensstil ändern? Und was verspreche ich mir von einer achtsamen und bewussten Lebenseinstellung?

Welche Einstellungen und Verhaltensweisen sollte ich überdenken bzw. bin ich bereit aufzugeben?

Wöchentliche Notizen und Gedanken

Affirmation der Woche

WENN DU NICHTS ÄNDERST,
ÄNDERT SICH NICHTS.

Für weitere Tipps zum Thema «innere Einstellung»
scanne einfach diesen QR-Code mit deinem Handy.
Alternativ gib www.jungbrunnenapp.de/innere-einstellung
im Webbrowser ein.

FAKTOR 2

ERNÄHRUNG –
DU BIST, WAS DU ISST

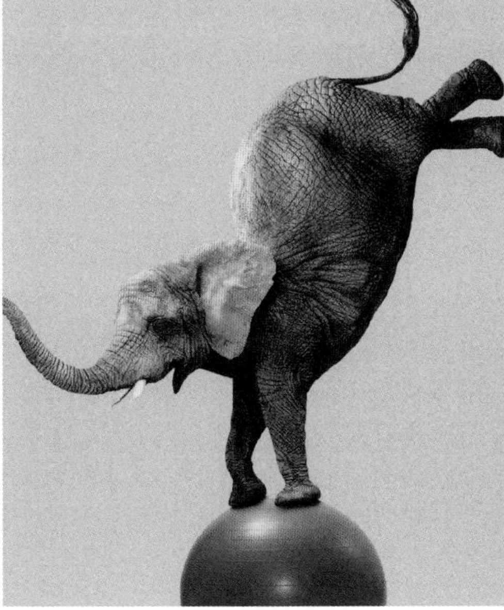

Aus dem Alltag

Anna (44 Jahre) ist keine Frau, die heimlich von einer Top-Model-Figur träumt. Sowohl als Teenager als auch mit Mitte 20 war sie immer recht zufrieden mit ihrem Aussehen. Gut, die Hüften hätten gern etwas weniger füllig sein dürfen und der Bauch ein wenig flacher. Auch an ihr gingen die allgegenwärtigen Schönheitsideale nicht spurlos vorüber. Trotzdem, alles in allem gab es keinen Grund zu meckern.

Inzwischen macht Anna ihre Figur aber zu schaffen. Mit der Zeit hat sie ein Kilo hier, ein Kilo dort angesetzt. Zwei Schwangerschaften haben ihr Übriges dazu beigetragen, dass sie beim Anziehen nicht mehr so gern in den Spiegel guckt. Aktuell wiegt Anna bei einer Körpergröße von 1,65 m über 84 kg. Aber nicht nur die Zahl auf der Waage bereitet ihr Kummer. Sie fühlt sich mit dem Übergewicht auch zunehmend eingeschränkt, z. B. beim Toben mit den Kindern – und langsam wächst auch die Angst vor Begleiterkrankungen.

Weil sie im Büro den ganzen Tag sitzt, geht sie seit ein paar Wochen mit einer Freundin walken. Die häufigen Erkältungen, wiederkehrende Rückenschmerzen und eine allgemeine Schlappheit zeigen ihr aber ganz deutlich, dass sie auch ihre Ernährung umstellen muss.

Die Frage ist nur: Wie macht man das? Und was ist das eigentlich – eine gesunde Ernährung?

GESUNDE ERNÄHRUNG – WAS IST DAS, WIE GEHT DAS?

Essen und Trinken begleiten uns den lieben langen Tag hindurch. Kein Wunder, denn wir verbrauchen rund um die Uhr Energie, auch im Schlaf, und die muss schließlich irgendwo herkommen. So unterschiedlich die Lebensmittel sind, die uns zur Verfügung stehen, letztlich bestehen sie alle aus denselben

Bausteinen, wenn auch in höchst unterschiedlichen Zusammensetzungen. Die sogenannten Makronährstoffe – Proteine, Kohlenhydrate, Fette – liefern uns in erster Linie Energie, die wir in Kilokalorien bzw. Kilojoule berechnen. Die sogenannten Mikronährstoffe – Vitamine, Mineralien, Spurenelemente, Aminosäuren und Omega-Fettsäuren – brauchen wir vor allem für das Zellwachstum und die Produktion von Körperflüssigkeiten wie Blut, Tränenflüssigkeit und Schweiß. Es ist also nicht nur ein Nonsens-Spruch, der sich reimt, sondern es stimmt: Du bist, was du isst – im wahrsten Sinne des Wortes.

So gesehen, kann es eigentlich nur verwundern, wie ahnungslos wir oft sind, wenn es darum geht, wie Lebensmittel auf den Organismus wirken und weshalb; welchen Unterschied es macht, wann man sie zu sich nimmt; auf welche Inhaltsstoffe es ankommt; wie diese miteinander reagieren bzw. was die Aufnahme bestimmter Inhaltsstoffe fördert oder hemmt. Kurzum, wie wenig wir darüber wissen, was, wann und wie viel wir essen und trinken sollten. Und das, wo es doch Ernährungstipps und Diätprogramme in Hülle und Fülle gibt da draußen! Das Problem ist nur, herauszufinden, was davon zu einem passt und welche der sich zum Teil widersprechenden Aussagen man glauben kann, ohne gleich Ernährungswissenschaften studieren zu müssen.

Momentaufnahme: Das Aufstehen morgens fällt schwer, und hat man sich erst mal hochgequält, reicht die verbleibende Zeit gerade mal dafür, unter die Dusche zu springen, sich anzuziehen und im besten Fall einen Kaffee runterzustürzen. Kein Wunder, dass sich der Coffee to go immer größerer Beliebtheit erfreut. Wer den Kaffee nicht selbst kocht und auf dem Weg zur Arbeit trinkt, kann mindestens zehn Minuten länger liegen bleiben. Wenn das keine Win-win-Situation ist! (Ist es nicht, aber dazu später mehr.) Spätestens zur Mittagszeit meldet sich dann ein grummelnder Magen. Und wieder muss es zackig gehen, denn so eine Mittagspause reicht im Normalfall bestenfalls dafür, sich eine Tütensuppe aufzugießen. Jede Wette, dass es keinen Bäcker, Stehimbiss und Supermarkt-Salattresen im Umkreis deines Arbeitsplatzes gibt, den du nicht in- und auswendig kennst. Zwischendurch gibt es dann noch einen Latte macchiato oder einen Schokoriegel. Und abends nach einem langen Arbeitstag hat man nun wirklich keine Lust, noch groß zu kochen. Also bestellt man zur Belohnung Pizza und gönnt sich ein kaltes Bier.

Szenenwechsel: Gesunde Ernährung ist ausgewogen und abwechslungsreich, besteht im Idealfall aus unverarbeiteten, frischen Zutaten, enthält statt Unmengen an Zucker, Salz und Fett möglichst viele Ballaststoffe, Vitamine und Spurenelemente.

Wir alle wissen, dass die Güte von Lebensmitteln sehr unterschiedlich sein kann. Zum einen können sich Lebensmittel in ihrer Qualität unterscheiden, auch wenn das auf den ersten Blick vielleicht nicht erkennbar ist: Das heißt, Hackfleisch ist nicht gleich Hackfleisch; so gibt es Unterschiede in der Herkunft (z. B. bio oder konventionell), den Zusatzstoffen, der Frische. Zum anderen unterscheiden sich Lebensmittel in ihrer Zusammensetzung und damit ihrem physiologischen Nutzen. Ein Toastbrot aus Weizenmehl enthält zwar Kohlenhydrate und liefert damit Energie, aber besitzt kaum Spurenelemente, Vitamine etc. – im Gegensatz zu einem Vollkornbrot vom Bäcker.

Mit jedem Verarbeitungsschritt wird es zudem schwieriger, das Endprodukt einzuschätzen. Und das trifft auf die meisten industriell gefertigten Lebensmittel aus dem Supermarkt zu: Was auf den ersten Blick praktisch wirkt – Fertigsuppe, Mikrowellenfisch, Tiefkühllasagne –, ist auf den zweiten ein komplex verarbeitetes Essen, dem bei jedem Zubereitungsschritt Zusatzstoffe beigefügt worden sind, etwa zur Geschmacksverstärkung, Farbgebung oder um die Haltbarkeit zu verlängern. In solchen Fällen hilft nur ein Blick auf die Verpackung, die Auskunft über Grundbestandteile und Nährwerte gibt. Und da gilt: Bei genauerem Hinsehen entpuppt sich so manches vermeintlich gesunde Lebensmittel als Luftnummer (weil ohne Vitamine, Ballast- oder Nährstoffe) oder als Kalorienfalle (weil es viel Zucker oder Fett enthält).

Aber woran erkenne ich denn nun gesunde Lebensmittel? Als Faustregel gilt: Je frischer, je weniger verarbeitet, desto stärker bleiben die gesunden Inhaltsstoffe erhalten. Und das heißt im Umkehrschluss: Je länger die Zutatenliste und je unbekannter die Bezeichnungen, die sich dort tummeln, desto sicherer kann ich mir sein, dass das, was ich in der Hand halte, nicht mehr in die Kategorie «gesundes Lebensmittel» fällt.

Je mehr Abwechslung ich außerdem in meinen Speiseplan bringe, desto größer ist die Bandbreite der Inhaltsstoffe, die ich zu mir nehme, und das führt automatisch zu der so oft empfohlenen «ausgewogenen» Ernährung.

Darüber hinaus spielt die Saisonalität von Lebensmitteln als weiteres Kriterium für eine gesunde Ernährung eine Rolle. In Zeiten ohne Kühlschrank und Tiefkühler ergab sich saisonales Essen vor allem für leicht verderbliche Lebensmittel eigentlich von selbst: Gegessen wurde, was gerade reif war bzw. fertig gewachsen. Heute werden Obst und Gemüse das ganze Jahr über in Gewächshäusern angebaut oder monatelang in Kühlhäusern gelagert, sodass wir Äpfel, Tomaten, Salat, Paprikas und Avocados essen können, wann immer uns der Sinn danach steht. Dabei täte es uns gut, würden wir uns zumindest hin und wieder – wenn auch nur grob – am jahreszeitlichen Kalender orientieren. Ich bin davon überzeugt: Achten wir ein wenig mehr darauf, das zu kaufen, was regional angebaut wird und gerade Saison hat, schränkt uns das gar nicht ein. Ganz im Gegenteil: Es erfordert höchstens eine gewisse Flexibilität und etwas Mut zum Ausprobieren. Aber dann wird unser Essen vom Frühstücksteller bis zum Sonntagsmenü vielfältiger, abwechslungsreicher, bunter – und damit automatisch gesünder.

Weil in unseren Lebensmitteln die unterschiedlichsten Inhaltsstoffe in immer wieder neuen Kombinationen und Mengen stecken, können wir sie munter austauschen und sind trotzdem bzw. gerade deswegen optimal mit allem versorgt. Nehmen wir als Beispiel eines der bekanntesten Vitamine, das Vitamin C, auch bekannt als Ascorbinsäure. Klar, da fallen uns zuallererst Zitronen und Orangen ein. Mit etwas Grübeln vielleicht auch noch Paprika und alle möglichen Beeren. Aber: Neben dem Spitzenreiter Brokkoli können noch viele weitere Kohl- und Gemüsesorten mit einem hohen Vitamin-C-Gehalt aufwarten. Und wer Sauerkraut, Spinat und Co. nicht so viel abgewinnen kann, wird vielleicht große Augen machen, dass man mit etwa drei mittelgroßen Kartoffeln seinen täglichen Vitamin-C-Bedarf etwa zur Hälfte decken kann.

Die allermeisten unserer Lebensmittel können sehr viel mehr, als wir ihnen auf den ersten Blick so zutrauen. Einigen von ihnen werden sogar «Wunderkräfte» zugeschrieben: Die sogenannten Superfoods sind die «Superhelden» im Supermarktregal. Es werden heiße Debatten darum geführt, ob und was Chiasamen unseren heimischen Leinsamen voraushaben; ob man statt Açaibeeren nicht genauso gut dunkle Weintrauben essen kann; und ob es wirklich immer Avocados sein müssen, wenn doch Walnüsse sogar einen noch höheren Gehalt an mehrfach ungesättigten Fettsäuren aufweisen. Solche Superfoods haben oft lange Transportwege hinter sich, sind oft pestizidbelastet und kommen, weil sie in großen Mengen exportiert werden, in den Anbauländern gar nicht mehr auf den Tisch – was ja eigentlich nicht im Sinne des Erfinders sein kann. Dabei wachsen auch bei uns jede Menge «Wundermittel der Natur», man muss es nur wissen. Mein persönlicher Tipp sind Aroniabeeren, auch bekannt als Apfelbeeren, die nachweislich eine enorme antioxidative Wirkung entfalten. Außerdem unterschätzen die meisten von uns die Wirkung von Kräutern und Gewürzen: Als leuchtend gelbes Beispiel sei hier Kurkuma genannt, deren antientzündliche Wirkung sich dank einer zusätzlichen Prise schwarzen Pfeffers sogar noch verstärken lässt.

So gut uns viele Lebensmittel tun, manchmal ist weniger auch mehr. Denn wer den ganzen Tag isst und snackt, verwehrt seinem Verdauungssystem die wohlverdienten Erholungspausen. Immerhin leisten Magen und Darm beim Verdauen und Verwerten der Nahrung Schwerstarbeit. In längeren Pausen von mindestens vier bis sechs Stunden kann vor allem der Darm einmal «durchputzen» und kleinere Reparaturen durchführen. Noch effektiver ist das Intervallfasten, bei dem man – die Schlafphase mit eingerechnet – zwischen 12 und 16 Stunden nichts isst. Dieser kurzzeitige Verzicht setzt einen Recyclingmechanismus in Gang, bei dem unsere Körperzellen sich selbst reparieren, indem sie fehlerhafte Teile quasi selbst «verdauen» und neu verbauen. Diesen Effekt kann man verstärken, indem man das Zeitfenster durch bewusstes Nicht-Essen vergrößert. Inzwischen weiß man, dass regelmäßiges Intervallfasten dabei hilft, abzunehmen und Diabetes Typ 2 vorzubeugen. Außerdem hat es sich – unter ärztlicher Aufsicht – sogar als unterstützende Maßnahme bei bestimmten Krebserkrankungen bewährt.

Über Ernährung kann man ganze Bücher schreiben. Im Alltag kommt es aber vor allem auf ein solides Grundverständnis an, das sich einfach umsetzen lässt. Denn: Man muss nicht Ernährungswissenschaften studiert haben, um sich gesund zu ernähren – und dadurch einen Beitrag zur eigenen Gesundheit und Vitalität zu leisten. Wie heißt es so schön: Probieren geht über Studieren! Und dafür reicht es am Anfang völlig aus, grundsätzliches Wissen hervorzukramen, zu entstauben – und anzuwenden! Spürst du dann, wie gut dir das tut, entwickelst du schnell selbst ein Gespür dafür, was du noch tun könntest. Und es verbietet dir ja niemand, dich dann später weiter zu informieren, z. B. in der *Jungbrunnenformel.*

Um es mit Hippokrates zu sagen: «Eure Nahrungsmittel sollen eure Heilmittel sein und eure Heilmittel sollen eure Nahrungsmittel sein.» Diese Empfehlung des berühmten griechischen Arztes und Lehrers mag zwar schon über 2000 Jahre alt sein, hat aber bis heute nichts an Aktualität eingebüßt.

FIT UND GESUND MIT DEN JUNGBRUNNENTIPPS FÜR EINE GESUNDE ERNÄHRUNG

SCHRITT 1: Mach dir als Erstes bewusst, was du den lieben langen Tag isst und trinkst. Hierbei hilft dir die Tabelle auf der folgenden Seite. Nimm dir Zeit, sie ehrlich auszufüllen und möglichst alles zu berücksichtigen – angefangen bei den «richtigen» Mahlzeiten bis hin zu den vielen kleinen Snacks zwischendurch. Sei ruhig schonungslos, du musst sie ja niemandem zeigen. Und vielleicht dämmert dir dann schon der eine oder andere Knackpunkt, an dem du ansetzen könntest.

SCHRITT 2: Drehe an diesen Stellschrauben und finde leicht umzusetzende Gewohnheiten, die dir eine langfristige Ernährungsumstellung erleichtern. Für die nächsten sechs Tage schlagen wir dir je einen Jungbrunnentipp pro Tag zum Ausprobieren vor und erklären dir kurz, wieso wir gerade diesen Tipp ausgesucht haben. Für den einen oder anderen musst du vielleicht im Vorfeld eine Kleinigkeit besorgen, lies sie dir deswegen am besten schon jetzt einmal durch.

SCHRITT 3: Du bist dran – auf Los geht's los!

Was ich an einem normalen Tag esse und trinke

ESSEN	TRINKEN
○ Brot, Brötchen	○ Wasser
○ Haferflocken, Cerealien	○ schwarzer Kaffee, schwarzer Tee
○ Kartoffeln	○ grüner Tee, (verdünnter) Kräutertee, (verdünnter) Früchtetee
○ Nudeln	○ Milch
○ Hülsenfrüchte	○ Milchalternativen
○ Milchprodukte, d. h. Käse, Joghurt, Quark etc.	○ Milchkaffee mit Zucker/Sirup, Kakao
○ Eier	○ Säfte, Schorlen
○ Fleisch/Wurst	○ Limonaden, Energy-Drinks
○ Fleisch-/Wurstersatzprodukte	○ Bier, Wein
○ Fisch	○ sonstiger Alkohol
○ Obst	○
○ Gemüse	○
○ Pilze	○
○ Süßigkeiten, Snacks	○
○	○
○	○
○	○
○	○

Was hält mich davon ab, mich gesünder zu ernähren?

Was erhoffe ich mir davon, wenn ich mich langfristig gesünder ernähre?

To-do-Liste/Einkaufsliste für die kommende Woche

z. B. gemahlene Kurkuma oder Kurkumasaft

Montag

Gehörst du auch zu denen, die ihre Kaffeemaschine am liebsten direkt neben dem Bett stehen hätten? Für viele Menschen geht ohne (mindestens) einen Kaffee am Morgen nichts. Dabei bremsen sie aber ihren Körper aus, der sich eigentlich mit dem körpereigenen Wachmacherhormon Cortisol selbst auf Touren bringen würde.

Probiere es doch stattdessen einmal mit einem der ältesten Heilmittel der Welt, auf das man sowohl in der Traditionellen Chinesischen Medizin als auch im Ayurveda seit Jahrhunderten, wenn nicht seit Jahrtausenden schwört: warmes Wasser. Ein bis zwei Gläser nach dem Aufstehen regen den Kreislauf an und bringen auch Stoffwechsel und Verdauung auf Trab. Und es spricht ja nichts dagegen, sich eine halbe Stunde später – das sollte für Duschen und Anziehen reichen, oder? – dann ein Tässchen Kaffee oder Tee zu gönnen. Wenn das dann überhaupt noch nötig ist.

PROFI-TIPP

Je nachdem, was du auf nüchternen Magen gut verträgst, kannst du deinen morgendlichen Fitmacher auch mit etwas frisch gepresstem Zitronensaft, ein paar Ingwerscheiben oder zwei, drei Messerspitzen gemahlener Kurkuma bzw. einem Teelöffel Kurkumasaft, einigen Tropfen Speiseöl und einer Prise schwarzem Pfeffer pimpen.

Affirmation des Tages

KLEINE URSACHE, GROSSE WIRKUNG!

Wie oft habe ich den Jungbrunnentipp ausprobiert?

Hat der Jungbrunnentipp funktioniert?

- ○ gut, weil
- ○ nicht so gut, weil
- ○ überhaupt nicht, weil

Wie könnte eine Alternative für mich aussehen?

Dienstag

Fällt es dir auch so schwer, ausreichend zu trinken? Die meisten von uns haben das verlernt. Dabei besteht der Körper eines erwachsenen Menschen zu ungefähr 60 Prozent aus Wasser und scheidet Tag für Tag zwei bis drei Liter davon aus. Logisch eigentlich, dass er auf eine tägliche Flüssigkeitszufuhr von rund 1,5 Litern angewiesen ist – den Rest nehmen wir über die «feste» Nahrung auf, die auch Wasser enthält.

Füll dir also jeden Tag so viel Wasser, Kräuter- oder Früchtetee in ein Gefäß ab, wie dein Körper braucht, um sich wohl zu fühlen. Bei hohen Temperaturen oder körperlicher Belastung kann das auch mehr sein als die besagten 1,5 Liter. Limonade, Kaffee mit Sirup, Tee mit Zucker oder Fruchtsaft sind als Durstlöscher ungeeignet, sie zählen aufgrund ihres hohen Zuckergehalts zu den Süßigkeiten.

Stelle das abgefüllte Getränk in Sicht- und Reichweite auf. Richte dir zusätzlich feste Trinkpausen ein, in denen du erst einmal in dich hineinhorchst, ob du Durst hast. Das hilft dir auch dabei, Hunger und Durst voneinander zu unterscheiden. Das verwechseln wir nämlich häufig, sodass wir unnötigerweise etwas essen, während es auch ein Glas Wasser getan hätte, um unser Bedürfnis zu stillen.

PROFI-TIPP

Ein paar frische Minzblätter, ein Zweig Thymian, ein paar Gurkenscheiben, eine Handvoll Himbeeren, einige Spritzer Limettensaft oder einen kleinen (!) Schuss Apfelsaft ins Mineralwasser geben, je nachdem ein paar Stunden ziehen lassen – und schon hat man ein leckeres, erfrischendes und figurfreundliches Getränk.

Affirmation des Tages

«WASSER IST DIE TREIBENDE KRAFT DER GESAMTEN NATUR.»

Leonardo da Vinci

Wie oft habe ich den Jungbrunnentipp ausprobiert?

Hat der Jungbrunnentipp funktioniert?

- ○ gut, weil
- ○ nicht so gut, weil
- ○ überhaupt nicht, weil

Wie könnte eine Alternative für mich aussehen?

Mittwoch

Für viele Menschen ist Essen vor allem eins: fast schon lästige Nahrungsaufnahme, weil der Magen knurrt. Und wer dann noch alleine isst – ob zu Hause oder in der Mittagspause – guckt dabei die Lieblingsserie oder scrollt sich durch die diversen Apps des Mobiltelefons. Na, erwischt? Keine Sorge, erstens bist du nicht allein, und zweitens essen die meisten auch in Gesellschaft hastig und gierig, als wäre Essen Zeitverschwendung.

Nimm dir stattdessen Zeit und widme dich ganz bewusst deinen Mahlzeiten. Dann wird dir nämlich erst wirklich klar, was und wie viel du zu dir nimmst. Wer langsam isst und sorgfältig kaut, leidet nicht nur seltener an Sodbrennen und Blähungen, sondern beugt auch Übergewicht und anderen Gesundheitsrisiken vor. Zum einen, weil unser Speichel als kleine Hilfestellung für den Magen bereits an Ort und Stelle damit beginnt, die Kohlenhydrate aufzuspalten. Zum anderen, weil das natürliche Sättigungsgefühl erst zeitversetzt nach rund 20 Minuten einsetzt. Man muss also nur das Tempo drosseln, um mit weniger Essen genauso satt zu werden. Also, wenn das kein Grund fürs Langsamessen ist!

PROFI-TIPP

Zähle beim Kauen von 10 rückwärts bis 0 und schluck den jeweiligen Bissen erst runter, wenn du deinen persönlichen «Kau-ntdown» beendet hast. Keine Angst, das klappt ganz schnell auch ohne Zählen.

Affirmation des Tages

GUT GEKAUT IST HALB VERDAUT.

Wie oft habe ich den Jungbrunnentipp ausprobiert?

Hat der Jungbrunnentipp funktioniert?

- ○ gut, weil
- ○ nicht so gut, weil
- ○ überhaupt nicht, weil

Wie könnte eine Alternative für mich aussehen?

Donnerstag

Gehörst du auch zur Fraktion «Toast zum Frühstück, Nudeln zu Mittag, Kuchen am Nachmittag, Pizza am Abend»? Kohlenhydrate sind ein wichtiger Baustein unserer Ernährung, keine Frage. Was aber ebenfalls dazugehört, sind Obst und Gemüse. Und da sieht es bei den meisten nicht mehr ganz so «grün» aus. Dabei gelten fünf Portionen Obst und Gemüse (im Verhältnis 2:3) pro Tag als empfehlenswert. In letzter Zeit wird sogar diskutiert, ob es nicht sieben oder sogar zehn sein sollten.

Bereite dir morgens – oder je nach Sorte abends schon – drei Portionen Gemüse und zwei Portionen Obst vor, die du dann über den Tag verteilt essen kannst. Deine Hand gilt dabei als Maßeinheit: Was dort hineinpasst, entspricht einer Portion. Besonders empfehlenswert sind zuckerarme Gemüse- und Obstsorten, egal ob als Rohkost oder als möglichst schonend gegarte Gemüsebeilage. Letztlich gilt aber: Erlaubt ist, was schmeckt. Das Essen soll ja schließlich auch noch Spaß machen. Deine Snackdose für den Tag könnte dann z. B. so aussehen: Paprikastreifen, Möhrenstifte und zu Mittag gedünsteter Spinat. Und für den Heißhunger zwischendurch eine Banane und ein Apfel. Es sagt ja niemand, dass du damit den Schokoriegel oder die Gummibärchen komplett ersetzen sollst. Obwohl …

PROFI-TIPP

Rohkost und vor allem Obst vor den Mahlzeiten essen und nicht als Nachtisch! Unser Körper verdaut stark wasserhaltige Lebensmittel zuerst. Landen die aber auf dem Mittagessen, können sie anfangen zu gären, bis sie «dran» sind, und dadurch Magenbeschwerden und andere Verdauungsprobleme verursachen.

Affirmation des Tages

DU BRAUCHST NUR TÄGLICH EINEN APFEL ZU ESSEN, DANN KANNST DU DEN GANG ZUM ARZT GETROST VERGESSEN.

Wie oft habe ich den Jungbrunnentipp ausprobiert?

Hat der Jungbrunnentipp funktioniert?

- ○ gut, weil
- ○ nicht so gut, weil
- ○ überhaupt nicht, weil

Wie könnte eine Alternative für mich aussehen?

Freitag

Viele Menschen snacken den ganzen Tag, ohne es richtig zu merken: hier ein Schokoriegel, da ein Keks, und oh! Da sind ja noch Chips! Dabei ist unser Körper von jeher darauf ausgelegt, phasenweise auch mal mit weniger Essen auszukommen. In dieser Zeit schickt er dann gern das Putz- und Räumkommando durch die Körperzellen, was sich wiederum ausgesprochen günstig auf unsere Gesundheit auswirkt.

Verschaff deinem Körper also längere Esspausen, in denen er sich mit etwas anderem beschäftigen kann als mit dem Verdauen von Nahrung. Je nach individuellem Gesundheitszustand (siehe S. 51 zum Intervallfasten) können das 12 bis 16 Stunden täglich sein. Hört sich viel an? Ist es aber gar nicht: Denn während man schläft, tickt die Uhr weiter – und die schlafend verbrachte Zeit zählt mit! Die eigentliche Herausforderung stellt für viele ohnehin nicht der Verzicht aufs Essen dar. Viel schwerer fällt es den meisten, nichts zu trinken außer Wasser oder andere zuckerfreie Getränke wie schwarzen, grünen und Kräutertee oder schwarzen Kaffee. Denn leider kurbeln sowohl der Milchzucker im Cappuccino als auch der Alkohol im Feierabend-Bier die Verdauung wieder an und stoppen den Fasteneffekt! Trotzdem lohnt es sich: Denn wer den Gürtel enger schnallt, zündet den Gesundheitsturbo.

PROFI-TIPP

Fang mit 12 Stunden Essenspause an und vergrößere die Zeitspanne dann schrittweise. Je mehr sich dein Körper an das Fasten gewöhnt, desto leichter fällt es ihm. Und im Idealfall kannst du ihn mit einem Glas warmem Wasser am Morgen länger hinhalten, als du es für möglich gehalten hättest.

Affirmation des Tages

WENIGER IST MANCHMAL MEHR.

Wie oft habe ich den Jungbrunnentipp ausprobiert?

Hat der Jungbrunnentipp funktioniert?

- ○ gut, weil
- ○ nicht so gut, weil
- ○ überhaupt nicht, weil

Wie könnte eine Alternative für mich aussehen?

Samstag

Puh, was koche ich nur heute? Es soll Leute geben, die ihren Speiseplan ein oder sogar mehrere Wochen im Voraus festlegen. Keine Sorge! Das verlangt keiner von dir. Aber mit ein wenig Planung kannst du gleich zwei Fliegen mit einer Klappe schlagen: Wenn der Hunger einsetzt, weißt du schon, was du zubereiten möchtest, und hast idealerweise alle erforderlichen Zutaten im Haus. Und weil du «etwas Vernünftiges» isst, stopfst du dich nicht in einer Heißhungerattacke mit kalorienreichen Snacks voll.

Versuch ein oder zwei Abende vorher zu planen, was du zu allen drei Hauptmahlzeiten essen möchtest. So kannst du bei Bedarf gezielt einkaufen und Vorbereitungen treffen. Außerdem macht es sich gerade an stressigen Tagen bezahlt, wenn du am Vortag oder am Wochenende auf Vorrat gekocht hast. Das hört sich vielleicht altbacken an, ist aber bei vielen Gerichten alles andere als eine Notlösung. Viele Eintöpfe, Aufläufe und Saucen schmecken nach einem erneuten Aufwärmen gleich noch mal so gut.

Je weniger Fertigprodukte du beim Kochen benutzt, desto gesünder – und günstiger. Und es bleibt dir ja unbenommen, in der Mittagspause trotzdem hin und wieder mit einem Freund oder einer Kollegin essen zu gehen.

❖ PROFI-TIPP

Als trendiges Meal-Prepping *ist das Vorkochen gerade in aller Munde. Hierzu kocht man verschiedene Komponenten vor, die dann entweder nur geschält und zugeschnitten oder auch vorgekocht im Kühlschrank oder Tiefkühlfach auf ihren Einsatz warten. Vorbereitet bzw. gekocht wird, wenn man Zeit hat. Und wenn Essenszeit ist, hat man im Handumdrehen etwas Leckeres, Gesundes auf dem Tisch oder in der Lunchbox. Einfacher wird's nicht.*

Affirmation des Tages

«WER VORSORGT, IST HERR DES TAGES.»

Johann Wolfgang von Goethe

Wie oft habe ich den Jungbrunnentipp ausprobiert?

Hat der Jungbrunnentipp funktioniert?

- ○ gut, weil
- ○ nicht so gut, weil
- ○ überhaupt nicht, weil

Wie könnte eine Alternative für mich aussehen?

Zeit für die Rückschau! Was hat geklappt, was nicht so gut?

Kannst du schon Veränderungen bemerken? Nimm dir Zeit, deine Erfolge Revue passieren zu lassen – und zu überlegen, welche Fallstricke du das nächste Mal besser umgehst.

Wie fühle ich mich heute?

Welche positiven Veränderungen habe ich bemerkt?

Welche Jungbrunnentipps zu Ernährung haben mir gutgetan?

#1 1 ○ ○ ○ ○ ○ ○ ○ ○ ○ ○ 10
#2 1 ○ ○ ○ ○ ○ ○ ○ ○ ○ ○ 10
#3 1 ○ ○ ○ ○ ○ ○ ○ ○ ○ ○ 10
#4 1 ○ ○ ○ ○ ○ ○ ○ ○ ○ ○ 10
#5 1 ○ ○ ○ ○ ○ ○ ○ ○ ○ ○ 10
#6 1 ○ ○ ○ ○ ○ ○ ○ ○ ○ ○ 10

Welche Jungbrunnentipps zu Ernährung passen gut in meinen Alltag?

#1 1 ○ ○ ○ ○ ○ ○ ○ ○ ○ ○ 10
#2 1 ○ ○ ○ ○ ○ ○ ○ ○ ○ ○ 10
#3 1 ○ ○ ○ ○ ○ ○ ○ ○ ○ ○ 10

#4	1	○	○	○	○	○	○	○	○	○	○	10
#5	1	○	○	○	○	○	○	○	○	○	○	10
#6	1	○	○	○	○	○	○	○	○	○	○	10

Welche Jungbrunnentipps zu Ernährung möchte ich zu einem anderen Zeitpunkt, z. B. im Urlaub, noch einmal in Angriff nehmen?

Welche drei (oder mehr) neuen Ernährungsgewohnheiten möchte ich mit in die nächste Woche nehmen?

Welche eigenen Ideen habe ich, die gut zu mir und meinem Alltag passen?

SO

Was bereitet mir Freude? Was macht mich glücklich? Könnte gesundes Essen dazugehören und wenn ja, in welcher Form?

Warum möchte ich etwas an meinem Ernährungsstil ändern? Was bin ich bereit dafür zu tun?

Wöchentliche Notizen und Gedanken

Affirmation der Woche

LIEBE GEHT DURCH DEN MAGEN.
AUCH DIE LIEBE ZU SICH SELBST.

Für weitere Tipps zum Thema «Ernährung»
scanne einfach diesen QR-Code mit deinem Handy.
Alternativ gib www.jungbrunnenapp.de/ernaehrung
im Webbrowser ein.

FAKTOR 3

BEWEGUNG – WER RASTET, DER ROSTET

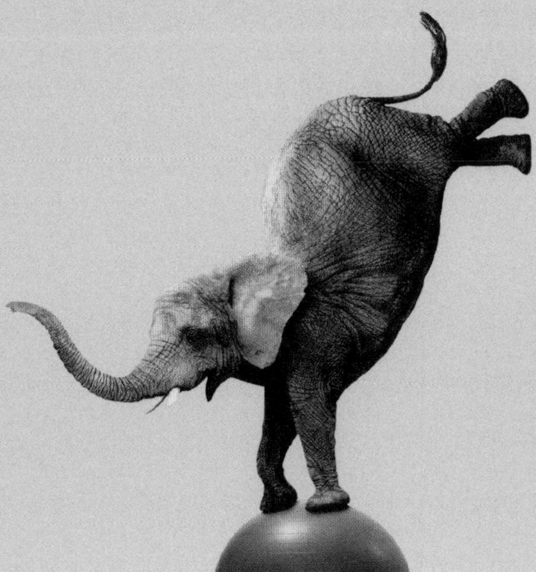

Aus dem Alltag

Zu Beginn seiner beruflichen Karriere sieht sich Sven (48) einer typischen Herausforderung gegenüber: Die Arbeitstage sind lang, die Freizeit ist dafür umso knapper bemessen. An regelmäßigen Sport, womöglich zu festen Zeiten, ist beim besten Willen nicht zu denken. Doch schon bald macht sich die mangelnde körperliche Bewegung durch Rückenschmerzen und Verspannungen bemerkbar und Sven wird klar: Eine Lösung muss her, und die sollte möglichst unkompliziert und kreativ sein, um sich flexibel in seinen Arbeitsalltag einfügen zu lassen.

Und dann der Geistesblitz, genauer genommen sogar zwei: 1. Wenn er nicht ins Fitnessstudio, ins Schwimmbad, in den Park gehen kann, dann muss er eben an dem Ort Sport machen, wo er sich befindet. 2. Wenn sich durch den Wechsel von Belastungs- und Ruhephasen in kürzerer Zeit dieselben, wenn nicht gar bessere Ergebnisse als beim Ausdauersport erzielen lassen, dann übersetzt er halt das Intervalltraining und integriert es in sein tagtägliches Bewegungsmuster. Joggen zur S-Bahn, Klimmzüge im Türrahmen, Kniebeugen vor dem Wasserkocher, Liegestütze, bei denen abwechselnd die Kinder auf dem Rücken liegen – inzwischen nutzt Sven seinen eigenen Körper als Fitnessgerät und interpretiert ganz alltägliche Bewegungsabläufe als individuelles Fitnessprogramm. Hört sich doch gut an, oder?

KÖRPERLICHE FITNESS – WIE BRINGT MAN BEWEGUNG IN DEN ALLTAG?

Man muss es so deutlich sagen, wie es ist: Wir Menschen sind nicht für das Leben gemacht, das wir heute führen. Unser Körper ist nicht dafür ausgelegt, den ganzen Tag regungslos hinter einem Computer oder an der Kasse zu verbringen, stehend und vornübergebeugt Frisuren zu zaubern, kniend Fliesen oder Rohre zu verlegen. Das Gegenteil ist der Fall: Evolutionsbiologisch betrachtet sind wir darauf programmiert, bei Wind und Wetter längere Strecken zurückzulegen und dabei die verschiedensten Bewegungen auszuführen und Haltungen einzunehmen.

Ohne ein Mindestmaß an Bewegung geht bei uns gar nichts. Selbst wenn wir in Arbeit vertieft am Schreibtisch sitzen oder gemütlich auf dem Sofa liegen, findet permanent ein Luftaustausch in unseren Lungen statt, fließt Blut durch unsere Adern, wird Lymphe bis in jede Körperzelle transportiert, laufen Verdauungsvorgänge ab ... in unserem Inneren herrscht ein emsiges Treiben. Unser Körper ist ständig in Bewegung. Aber er ist kein *Perpetuum mobile*, das ohne weiteres Zutun nimmermüde seine Arbeit verrichtet. Damit seine «Serviceleistungen» nicht zur Schwerstarbeit werden, können wir unserem Körper – und damit uns selbst – keinen größeren Gefallen tun, als uns in Schwung zu halten.

Zugegeben, unser Alltag lässt es in der Regel nicht zu, dass wir abwechselnd rennen, kauern, schleichen, klettern, werfen und hangeln. Umso wichtiger ist es, dass wir uns darüber klar sind, wie eingeschränkt unser Bewegungsradius im Normalfall ist – und dem gezielt entgegenwirken. Unser Bewegungsapparat – darunter Muskeln, Sehnen, Faszien, Knochen, Gelenke, Bänder – heißt so, weil wir uns dank ihm bewegen können. Im Gegenzug ist er allerdings auch darauf angewiesen, dass wir regelmäßig möglichst viele verschiedene Positionen einnehmen. Aber wir haben keine Zeit, keine Lust, (vermeintlich) Wichtigeres zu erledigen. Wie falsch wir damit liegen, meldet unser Körper uns dann zurück – erst subtil, dann mehr als deutlich: Die Kondition nimmt ab, die Beweglichkeit geht flöten, die Gelenke schmerzen ...

Bewegung bzw. der Mangel an Bewegung wirkt sich aber noch viel umfassender aus: Herz-Kreislauf-System, Verdauung, Blutzuckerspiegel, Immunsystem, Konzentrationsfähigkeit, psychische Stabilität ... – sie alle «stehen und fallen» mit unserer körperlichen Fitness.

Um fit zu sein, muss niemand Sport auf Leistungssportniveau betreiben. Doch möglichst viel und vielfältige Bewegung ist der Dreh- und Angelpunkt für unseren Körper, damit er nicht vorzeitig altert, sondern gesund und vital bleibt – sodass wir uns rundum wohl fühlen.

Okay, ohne Bewegung geht es also nicht, kapiert. Aber welche Art der Bewegung ist denn nun die richtige? Und wie integriere ich sie in meinen Alltag? Darauf gibt es – leider – nicht die eine, allgemeingültige Antwort. Dafür sind sowohl unsere individuelle körperliche Verfassung als auch die Anforderungen unseres Alltags zu unterschiedlich. Das heißt, jede und jeder muss für sich selbst herausfinden, was passt und was guttut. Davon abgesehen gibt es aber einen Trick, wie man sich mit einfachsten Mitteln und vergleichsweise wenig Zeitaufwand auf Touren und in Form bringen kann. Gefragt sind im Grunde nur zwei Dinge: Kreativität und die Bereitschaft, den Alltag als sportliche Herausforderung anzunehmen.

Was das konkret heißt? Das ideale Fitnessgerät für deinen Körper hast du immer und überall dabei – deinen Körper! Und genau dasselbe gilt auch für dein Fitnessstudio – wo du auch hingehst, es ist schon da. Wenn du erst einmal damit anfängst, deine Umgebung durch diese Brille zu betrachten, wirst du erstaunt sein, wie viele sportliche Angebote und Herausforderungen dein Alltag für dich bereithält. Der Grundgedanke ist denkbar einfach und bedient sich klassischer Eigengewichtsübungen wie Kniebeuge, Liegestütz, Bauchpressen (Crunches) und Klimmzug. Als Trainingsmethode ist das unter dem Namen *Calisthenics* bekannt, kommen zusätzliche Gewichte zum Einsatz, spricht man von *Weighted Calisthenics.* Im Alltag können das zwei dicke Bücher, ein Rucksack voll mit Einkäufen oder der Wäschekorb sein.

Viele Menschen konzentrieren sich beim Sportmachen darauf, ihre Muskeln zu trainieren. Dabei verlieren sie aus den Augen, dass einem alle Kraft der Welt ohne Ausdauer und Mobilität nichts hilft. Man kommt im Alltag nämlich eher selten in die Verlegenheit, einen Getränkekasten liegend in die

Höhe stemmen zu müssen. Der muss nämlich erst aus dem Kofferraum geholt und dann zusätzlich zum eigenen Körpergewicht um die engen Kurven im Treppenhaus in den dritten Stock befördert werden.

Denkt man das konsequent weiter, ist es nur noch ein kleiner Schritt hin zu einer Fitnessroutine, die ich als *Zerofitness* bezeichne: Sie kostet weder Zeit noch Geld, sondern resultiert in allererster Linie aus einer Geisteshaltung, die Bewegung als zentralen Bestandteil des Alltags versteht. Dabei werden ganz normale Bewegungsabläufe, die man sowieso den lieben langen Tag ausführt, daraufhin überprüft und so angepasst, dass aus ihnen ein individuelles Fitnessprogramm entsteht.

Ganz ehrlich, die Herausforderung liegt nicht darin, sich zu bewegen, sondern konsequent Annahmen zu hinterfragen und Grenzen zu überschreiten. Man kann den Weg zum Bus in einer gesitteten Geschwindigkeit absolvieren, wie alle anderen auch – oder ihn als Sprint- oder Joggingstrecke interpretieren. Das treibt zwar nur vergleichsweise kurz den Puls in die Höhe, doch solche kurzfristigen Belastungen bringen viel mehr, als man ahnt: Denn wenn sich Belastungs- und Ruhephasen abwechseln, erhöht das den Trainingseffekt deutlich. Inzwischen hat sich diese Erkenntnis in der Sportwelt längst durchgesetzt und in Form von Intervalltraining ihren festen Platz in den Trainingsplänen gefunden.

Kurzum: Unser tägliches Leben bietet uns mehr als genug Gelegenheiten, um den «Hintern hochzukriegen». Und wenn wir die als Sportmöglichkeiten verstehen und nutzen, profitieren wir davon auf vielfältigste Weise. Wer mehrmals die Woche mit dem Rad einkaufen geht, statt einmal die Woche mit dem Auto den Großeinkauf zu erledigen, spart nicht nur Sprit und die Parkplatzsuche: Das Fahrradfahren an der frischen Luft bringt den Kreislauf in Schwung; weil der Einkauf nicht für die ganze Woche halten muss, kann man mehr frische Lebensmittel kaufen; und wer es einrichten kann, noch vor der Arbeit zum Markt oder in den Supermarkt zu gehen, entgeht den ellenlangen Kassenschlangen am Samstagvormittag. Und es kommt noch besser: Nehmen wir Tätigkeiten wie Staubsaugen und Fensterputzen als Sport wahr, so lässt sich das im Labor tatsächlich an einer Verbesserung der einschlägigen Gesundheitswerte ablesen.

Das Tollste an *Zerofitness* ist jedoch, dass es wirklich jede und jeder machen kann. Kinder führen uns das anschaulich vor Augen: Sie rennen von der Schaukel zur Rutsche, klettern vom Sofa auf den Sessel, wippen ungeduldig herum, wenn sie an der roten Ampel warten müssen – und würden am liebsten losrennen, sobald sie auf Grün umspringt. Und genau diesen Bewegungsdrang gilt es sich zurückzuerobern! Ein fortgeschrittenes Alter und individuelle Einschränkungen sollten wir nicht wie einen Schutzschild vor uns hertragen, sondern als Anlass nehmen, eigene Wege für mehr Bewegung im Alltag zu finden. Gerade wer nicht mehr gut zu Fuß ist, kann seine Beinmuskulatur durch wiederholtes bedachtes Aufstehen und Hinsetzen trainieren, ohne dabei einen Sturz zu riskieren. Und wer sich beim Treppensteigen am Geländer hochziehen muss oder nach jedem Absatz eine Verschnaufpause braucht, sollte jede sich bietende Treppe erst recht in Angriff nehmen, um sie als willkommene Trainingseinheit zu nutzen

Man kann es gar nicht überbewerten, wie gut es unserem gesamten Körper tut, wenn wir uns möglichst viel bewegen, dehnen und strecken. Jedes «Das kann ich nicht» sollte uns Ansporn sein, es wieder und wieder zu versuchen: Wer seine Handkraft trainiert, auch bei einer so banalen Gelegenheit wie dem Aufschrauben einer noch ungeöffneten Konserve, kann sich im Zweifelsfall besser am Geländer festhalten, wenn er auf der Treppe ins Stolpern gerät. Selbst das Zähneputzen kannst du nutzen: Stelle dich währenddessen abwechselnd auf die Zehenspitzen und Fersen, um die Fußmuskulatur zu stärken, das Gleichgewicht zu trainieren und einen festen Stand zu üben.

Egal wie, egal wo – Hauptsache, du bewegst dich. Denn es gibt nichts, was unserem Körper mehr schadet als stundenlanges Sitzen – da hilft dann auch kein zweistündiger Dauerlauf am Wochenende als Ausgleich. Die Zeit, die man im Sitzen verbracht hat, lässt sich nicht zurückdrehen. Insbesondere für Menschen, die vorwiegend im Sitzen arbeiten, aber auch für alle anderen heißt das: immer wieder aufstehen, sobald sich die Gelegenheit ergibt, strecken, dehnen, beugen, drehen – und ansonsten erfinderisch werden, alles nutzen, was Situation und Umgebung hergeben, und dabei bestenfalls neue Bewegungsmuster und -routinen nicht nur finden, sondern auch etablieren.

Auf die Plätze, fertig, los!

VITAL UND MOBIL MIT JUNGBRUNNENTIPPS, DIE BEWEGEN

SCHRITT 1: Mach dir die Bewegungsmuster und -routinen bewusst, mit denen du durch deinen Alltag gehst. Hierbei hilft dir die Tabelle auf der nächsten Seite. Nimm dir Zeit, sie ehrlich auszufüllen und möglichst alles zu berücksichtigen – von der Autofahrt zur Arbeit über die acht Stunden vor dem Bildschirm im Büro bis hin zum Fernsehabend vorm Schlafengehen. Sei ehrlich zu dir selbst, es liest ja niemand außer dir. Vielleicht hast du dann ja schon eine leise Ahnung, wo es knirscht im Gebälk.

SCHRITT 2: Entdecke die Stellschrauben, an denen du drehen kannst, und finde einfach umsetzbare Gewohnheiten und kreative Routinen, mit denen du auf Dauer mehr Bewegung in deinen Alltag bringst. Für die nächsten sechs Tage schlagen wir dir wieder je einen Jungbrunnentipp pro Tag zum Ausprobieren vor und erklären dir kurz, wieso wir gerade diesen Tipp ausgesucht haben. Für den einen oder anderen musst du vielleicht im Vorfeld eine Kleinigkeit besorgen, lies sie dir deswegen am besten schon jetzt einmal durch.

SCHRITT 3: Du bist dran – auf Los geht's los!

Wie ich mich an einem ganz normalen Tag bewege

WÄHREND DER ARBEIT	IN MEINER FREIZEIT
○ liegen	○ liegen
○ sitzen (auch in Auto/Bus/Bahn)	○ sitzen (auch in Auto/Bus/Bahn)
○ stehen	○ stehen
○ knien/hocken	○ knien/hocken
○ heben/tragen	○ heben/tragen
○ gehen	○ gehen
○ Treppen steigen	○ Treppen steigen
○ Fahrrad fahren	○ Fahrrad fahren
○ laufen	○ laufen
○ schwimmen	○ schwimmen
○ Sport treiben	○ Sport treiben
○	○
○	○
○	○
○	○
○	○
○	○
○	○
○	○

Was hält mich davon ab, mich ausreichend und vielfältig zu bewegen und/oder Sport zu treiben?

Was erhoffe ich mir davon, wenn ich mich dauerhaft mehr und vielfältiger bewege und/oder Sport treibe?

To-do-Liste/Einkaufsliste für die kommende Woche

z. B. Schrittzähler-App auf dem Smartphone suchen bzw. installieren

Montag

Morgens von der Haustür auf dem kürzesten Weg zur U-Bahn, dann ohne Umwege an den Schreibtisch und nachmittags in umgekehrter Reihenfolge wieder zurück – so sieht das typische Bewegungsprofil einer berufstätigen Person aus. Von all denen, die sich im Ruhestand befinden und dieser Bezeichnung alle «Ehre» machen, ganz zu schweigen.

Ob du hin und wieder ein paar Runden im Park joggst, sporadisch ins Schwimmbad gehst oder ab und zu sonntags eine Runde mit dem Fahrrad drehst – das alles zahlt definitiv auf dein Gesundheitskonto ein. Doch selbst bei einschlägigen Vorerkrankungen werden mindestens 30 Minuten moderate Bewegung empfohlen, um Herz und Kreislauf in Schwung zu halten. Das sind in etwa 8000 Schritte. Pro Tag.

Das hört sich vielleicht nach viel an, ist es aber gar nicht, wenn du die Bewegung geschickt in deinen Tagesablauf integrierst. Mach dir einfach deine Feinde zu Freunden: Park das Auto absichtlich etwas weiter weg, steig eine oder zwei Haltestellen früher aus, geh zur Kollegin, anstatt zum Telefonhörer zu greifen. Das nimmt alles nicht viel Zeit in Anspruch, summiert sich am Ende des Tages aber. Du wirst erstaunt sein, wie erfinderisch du mit der Zeit wirst, wenn es darum geht, Schritte zu sammeln – und wie schnell du im Handumdrehen dein «Soll» erfüllt hast.

PROFI-TIPP

Es gibt praktische Schrittzähler, mit deren Hilfe man bequem dabei zugucken kann, wie man seinem 8000-Schritt-Ziel immer näher kommt. Eine entsprechende Funktion ist auch bei vielen Smartphones bereits vorinstalliert. Und wer gleichzeitig noch ein wenig Gehirnjogging machen möchte, der zählt die Schritte im Kopf mit.

Affirmation des Tages:

SCHRITT FÜR SCHRITT GESUND UND FIT.

Wie oft habe ich den Jungbrunnentipp ausprobiert?

Hat der Jungbrunnentipp funktioniert?

- ○ gut, weil
- ○ nicht so gut, weil
- ○ überhaupt nicht, weil

Wie könnte eine Alternative für mich aussehen?

Dienstag

Hast du dir schon mal deine dominante Hand verletzt, also diejenige, mit der du sonst alles erledigst, was Fingerspitzengefühl oder Feinmotorik erfordert? Wer als Rechtshänder dann versucht hat, mit links ein Schraubglas zu öffnen, oder als Linkshänder mit rechts die Schere zu benutzen, merkte sicherlich, wie alltägliche Handgriffe plötzlich zu einer echten Herausforderung wurden – und wie es mit etwas Übung immer besser klappte. In solchen Situationen treten die Anpassungsfähigkeit unseres Körpers sowie die Flexibilität unseres Gehirns deutlich zutage. Denn sobald wir eine Bewegung zum ersten Mal ausführen, bilden sich in unserem Gehirn neue Verbindungen zwischen den beteiligten Nervenzellen. Mit jeder Benutzung werden sie stabiler und leiten Reize und Botenstoffe schneller weiter. Bis der neue Bewegungsablauf beinahe automatisch abläuft – oder wann hast du das letzte Mal darüber nachgedacht, was genau du beim Fahrradfahren tun musst?

Mach dir diesen Mechanismus zunutze, indem du neue Bewegungsabläufe erlernst und eingeschliffene Bewegungsroutinen bewusst anders ausführst. Ein paar Anregungen gefällig? Gerne: als Rechtshänder die Suppe mit links löffeln oder umgekehrt, die Treppe – langsam! – rückwärts hinuntergehen, die Schuhe im Stehen anziehen … Durch die ungewohnte Bewegung werden andere Muskeln, Sehnen, Bänder beansprucht und gleichzeitig das Gehirn trainiert.

PROFI-TIPP

Erhöhe den Schwierigkeitsgrad entsprechend deinen individuellen Voraussetzungen. Längere Strecken rückwärts zu gehen (z. B. auf einem verlassenen Waldweg), stärkt die Koordinationsfähigkeit. Und die Treppe im Park im Krebsgang hochzugehen, fördert Körperspannung und Gleichgewichtssinn.

Affirmation des Tages

LIEBER GOTT, ICH BIN NICHT DUMM, ICH KANN ES AUCH NOCH ANDERSRUM.

Wie oft habe ich den Jungbrunnentipp ausprobiert?

Hat der Jungbrunnentipp funktioniert?

- ○ gut, weil
- ○ nicht so gut, weil
- ○ überhaupt nicht, weil

Wie könnte eine Alternative für mich aussehen?

Mittwoch

Kennst du dieses Gefühl, wenn dir vor lauter Anstrengung heiß wird und du anfängst zu schwitzen, und zwar völlig unabhängig von den Temperaturen? Solltest du dich nur noch dunkel daran erinnern können, folgt jetzt eine unbequeme Wahrheit: Um Herz und Kreislauf auf Trab zu halten und das Immunsystem in Schwung zu bringen, sollest du deinen – gesunden! – Körper *mindestens einmal am Tag* so richtig ins Schwitzen bringen. Allerdings fehlt vielen von uns die nötige Zeit und Motivation, täglich vor der Arbeit ein paar Bahnen zu schwimmen oder nach Feierabend eine Runde joggen zu gehen.

Zum Glück reichen bereits zehn Minuten pro Tag, in denen du deinen Körper so richtig forderst, um einen positiven Effekt für deine Gesundheit zu erzielen. Und mit etwas Erfindungsreichtum kriegt du das sogar fast nebenbei hin: Jogge mit deinem vollgepackten Rucksack so schnell wie möglich nach Hause, aber nicht auf dem kürzesten Weg. Nutze jede Treppe auf deinem Weg (mehrmals) und nimm immer gleich zwei Stufen auf einmal. Bewege die schwere Einkaufstasche am ausgestreckten Arm vor dem Oberkörper von einer Seite zur anderen und zurück, lass sie dabei so lange es geht an einem oder zwei Fingern baumeln. Sprinte den Weg vom Parkplatz oder von der Bushaltestelle bis zu deiner Haustür. Radele auf dem Heimweg eine extragroße Runde im sportlichen Tempo um den Block.

❖ PROFI-TIPP

Pass die Belastung deiner individuellen Konstitution an. Mit zunehmender Fitness dürfen die Wege weiter, die Sprints länger und schneller, die Einkaufstasche schwerer werden. Und wer Spaß an Herausforderungen hat, darf dabei gern über Pfützen oder Gullydeckel springen oder auf niedrigen Mauern balancieren.

Affirmation des Tages

OHNE SCHWEISS KEIN PREIS.

Wie oft habe ich den Jungbrunnentipp ausprobiert?

Hat der Jungbrunnentipp funktioniert?

- ○ gut, weil
- ○ nicht so gut, weil
- ○ überhaupt nicht, weil

Wie könnte eine Alternative für mich aussehen?

Donnerstag

Das mit dem Sport im Alltag ist so eine Sache: Sicher, mehr Bewegung würde den meisten guttun und noch besser zu Gesicht stehen. Aber so ein Tag hat nun mal nur 24 Stunden, und nach einem langen Arbeitstag bleiben davon oft genug nicht mehr viele übrig. Und dann wären da noch die Einkäufe, der Haushalt, der Papierkram, von Familie und Freunden einmal ganz zu schweigen. Kein Wunder, dass nicht nur die Sportmuffel unter uns mit ihrer knapp bemessenen Freizeit oft anderes anzufangen wissen, als Sport zu machen oder sich zumindest ausreichend zu bewegen. Das ist allzu verständlich! Einen Beitrag zu unserer Gesundheit leisten wir so allerdings leider nicht.

Zum Glück gibt es einen Ausweg, und der erfordert weder Zeit noch Geld. Denn eng getakteter Alltag hin oder her: Wenn du deine Haushaltspflichten zum Sportprogramm «umwidmest», schlägst du zwei Fliegen mit einer Klappe: Die Bude wird sauber und du quasi nebenbei fit. Bodenwischen, Fensterputzen und Bettenbeziehen – im Takt zu deiner Lieblingsmusik werden diese lästigen Tätigkeiten zu Trainingseinheiten. Dabei werden ganz unterschiedliche Bewegungsmuster aktiviert, die sich – bewusst und sportlich ausgeführt – vor einem schweißtreibenden Workout im Fitnessstudio nicht zu verstecken brauchen. Das gilt für deine bessere Hälfte oder Kinder im Teenageralter übrigens genauso!

PROFI-TIPP

Erhöhe die Belastung, indem du beim Kochen die Fersen hebst und senkst, beim Abwaschen mal das eine, mal das andere Bein zur Seite und nach hinten streckst, beim Wäscheaufhängen für jedes Teil einzeln in die Knie gehst, beim Bügeln abwechselnd Bauch- und Pomuskulatur anspannst, beim Fensterputzen den Arm wechselst ... deiner Phantasie sind keine Grenzen gesetzt.

Affirmation des Tages

PUTZMUNTER DANK MUNTEREM PUTZEN.

Wie oft habe ich den Jungbrunnentipp ausprobiert?

Hat der Jungbrunnentipp funktioniert?

- ○ gut, weil
- ○ nicht so gut, weil
- ○ überhaupt nicht, weil

Wie könnte eine Alternative für mich aussehen?

Freitag

Den Wäschekorb hoch über den Kopf stemmen, die Kartoffeln in der Hocke schälen, Liegestütze an der Wand, am Esstisch, am Wohnzimmertisch – unser Zuhause bietet uns etliche Möglichkeiten, um uns fit zu halten. Bewegung an der frischen Luft ist allerdings durch nichts zu ersetzen. Der frische Sauerstoff belebt, und das Tageslicht regt die Vitamin-D-Produktion an: Und das wiederum ist gut für Knochen, Muskulatur und Immunsystem. Grund genug, deine Fitnessübungen nach draußen zu verlegen. Wer einen Trimm-dich-Pfad oder Fitnessparcours in der Nähe hat, kann sich glücklich schätzen. Aber selbst ein normaler Spielplatz bietet uns Erwachsenen die Gelegenheit, unseren kindlichen Bewegungsdrang wiederzuentdecken – abends und frühmorgens musst du nicht mal mit den Kindern ums Klettergerüst konkurrieren …

Klettere, hangele, balanciere, springe – dazu hast du normalerweise kaum Gelegenheit, dabei tut es deinem gesamten Körper ausgesprochen gut. Einerseits beanspruchst und dehnst du dabei ausgiebig sämtliche Muskeln, Bänder und Faszien (also das Bindegewebe, das die Muskeln, Sehnen und Bänder umschließt), andererseits streckst und beugst bzw. drehst du dabei die Gelenke viel weiter als bei irgendeiner «normalen» Bewegung im Alltag. Achte dabei aufmerksam auf die Grenzen, die dein Körper dir setzt – und beobachte, wie diese sich bei regelmäßiger Wiederholung verschieben.

PROFI-TIPP

Trampolinspringen mag dir im ersten Moment wie ein läppischer Zeitvertreib für Kinder vorkommen. Aber lass dich nicht täuschen! Es trainiert den ganzen Körper und ist dabei effektiver und gelenkschonender als Joggen. Einige Fitnessstudios und Sportvereine bieten unter dem Stichwort «Jumping-Fitness» eigens Kurse dafür an, und es gibt sogar kompakte Trampolin-Modelle, die man mit ein paar Handgriffen unter dem Sofa verschwinden lassen kann.

Affirmation des Tages

LASS DICH RUHIG ÖFTER MAL HÄNGEN!

Wie oft habe ich den Jungbrunnentipp ausprobiert?

Hat der Jungbrunnentipp funktioniert?

- ○ gut, weil
- ○ nicht so gut, weil
- ○ überhaupt nicht, weil

Wie könnte eine Alternative für mich aussehen?

FR

Samstag

Der Spurt zum Bus stellt kein Problem dar? Und du trägst auch, ohne aus der Puste zu kommen, die Einkäufe in deine Dachwohnung? Super! Aber: Kommst du bei gestreckten Beinen mit den Händen bis zum Boden? Schmerzen deine Schultern, wenn du auf Schränken und Regalen Staub wischst? Wie schnell kommst du vom Sofa hoch? Und wie sieht's eigentlich mit dem Schulterblick aus? Bei körperlicher Fitness denken wir oft nur an Kraft und Ausdauer und verlieren dabei aus dem Auge, dass Schnellkraft und Flexibilität bzw. Mobilität genauso wichtig sind.

Egal, ob du deinen Alltag sportlich angehst oder «klassisch» Sport treibst, achte bei deinen körperlichen Aktivitäten darauf, dass die Mobilität nicht zu kurz kommt. Schon mit ein paar einfachen Übungen verhilfst du deinem Bewegungsapparat zu mehr Geschmeidigkeit.

Für den Nacken könnte das so aussehen: Setz oder stell dich hin. Schließe die Augen und richte deine Aufmerksamkeit nach innen. Neige den Kopf langsam mehrmals nach vorn, hinten, links und rechts. Male nun mit der Nasenspitze bedächtig erst kleine, dann immer größere Kreise mal links-, mal rechtsherum.

PROFI-TIPP

Es gibt Sportarten, bei denen du gleich mehrere Fliegen mit einer Klappe schlägst: Beim Schwimmen etwa beanspruchst du deinen Körper von Kopf bis Fuß, während das Wasser – die richtige Technik vorausgesetzt – den Halteapparat und die Gelenke optimal stützt und entlastet. So trainierst du Zug um Zug Ausdauer, Muskelkraft und Beweglichkeit gleichzeitig. Wenn du unsicher bist, belege doch noch einmal einen Technik-Schwimmkurs für Erwachsene!

Affirmation des Tages

«BEWEGUNG MACHT BEWEGLICH – UND BEWEGLICHKEIT KANN MANCHES IN BEWEGUNG SETZEN.»

Else Pannek

Wie oft habe ich den Jungbrunnentipp ausprobiert?

Hat der Jungbrunnentipp funktioniert?

- ○ gut, weil
- ○ nicht so gut, weil
- ○ überhaupt nicht, weil

Wie könnte eine Alternative für mich aussehen?

Zeit, zur Ruhe zu kommen und deine – hoffentlich im Wortsinn bewegte – Woche einmal in Ruhe anzuschauen. Konntest du *Zerofitness* in deinen Alltag integrieren und dein Herz-Kreislauf-System auf Touren bringen? Nimm dir Zeit, um Rückschau zu halten!

Wie fit fühle ich mich heute? Und wie fit habe ich mich die Woche über gefühlt?

War mein Alltag aktiver als sonst? Und wie leicht ist mir das gefallen?

Welche Jungbrunnentipps zu Bewegung haben mir gutgetan?

#1 1 ○ ○ ○ ○ ○ ○ ○ ○ ○ ○ 10
#2 1 ○ ○ ○ ○ ○ ○ ○ ○ ○ ○ 10
#3 1 ○ ○ ○ ○ ○ ○ ○ ○ ○ ○ 10
#4 1 ○ ○ ○ ○ ○ ○ ○ ○ ○ ○ 10
#5 1 ○ ○ ○ ○ ○ ○ ○ ○ ○ ○ 10
#6 1 ○ ○ ○ ○ ○ ○ ○ ○ ○ ○ 10

Welche Jungbrunnentipps zu Bewegung passen gut in meinen Alltag?

#1 1 ○ ○ ○ ○ ○ ○ ○ ○ ○ ○ 10
#2 1 ○ ○ ○ ○ ○ ○ ○ ○ ○ ○ 10
#3 1 ○ ○ ○ ○ ○ ○ ○ ○ ○ ○ 10

#4	1	○	○	○	○	○	○	○	○	○	○	10
#5	1	○	○	○	○	○	○	○	○	○	○	10
#6	1	○	○	○	○	○	○	○	○	○	○	10

Welche Jungbrunnentipps zu Bewegung möchte ich zu einem anderen Zeitpunkt, z. B. im Urlaub, noch einmal in Angriff nehmen?

Welche drei (oder mehr) neuen Gewohnheiten und Routinen möchte ich mit in die nächste Woche nehmen?

Welche eigenen Ideen habe ich, die gut zu mir und meinem Alltag passen?

An welcher Art von körperlicher Bewegung könnte ich dauerhaft Gefallen finden?

Kraft, Ausdauer, Mobilität – gibt es einen Bereich, den ich bisher vernachlässigt habe? Und wie könnte ich vor allem diesen Bereich trainieren?

Wöchentliche Notizen und Gedanken

Affirmation der Woche

«DAS LEBEN IST WIE EIN FAHRRAD. MAN MUSS IN BEWEGUNG BLEIBEN, UM DAS GLEICHGEWICHT NICHT ZU VERLIEREN.»

Albert Einstein

Für weitere Tipps zum Thema «Bewegung»
scanne einfach diesen QR-Code mit deinem Handy.
Alternativ gib www.jungbrunnenapp.de/bewegung
im Webbrowser ein.

FAKTOR 4

SCHLAFEN –
FIT UND GESUND ÜBER NACHT

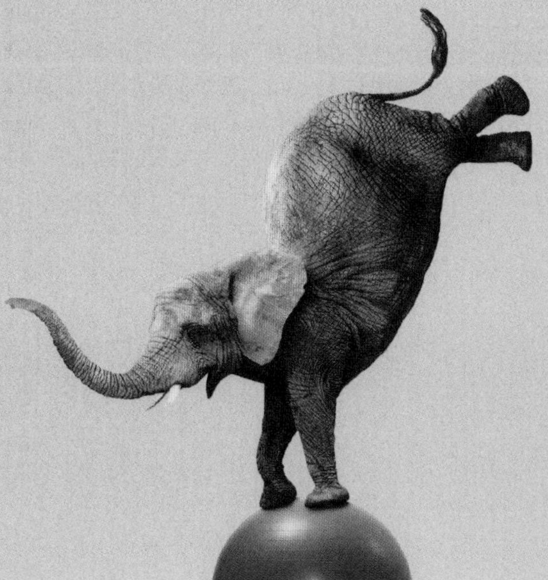

Aus dem Alltag

Schlafen war für Christian (54) lange Zeit kein Thema. In jungen Jahren hat er sich die Nächte mit seinen Kumpels um die Ohren gehauen, mit dem Erfolg des eigenen Geschäfts wurden dann die Nachtschichten vor dem Schreibtisch immer länger, und dank der Kinder war «Ausschlafen» auch an den Wochenenden lange Zeit ein Fremdwort. Alles kein Problem für Christian, ganz im Gegenteil. «Fürs Schlafen habe ich keine Zeit, das habe ich mir abgewöhnt», hat er nicht ohne Stolz verkündet, wenn die Sprache darauf kam, dass er selten länger als vier, fünf Stunden pro Nacht schläft.

In letzter Zeit mehren sich aber seine Zweifel, ob diese Haltung wirklich gut für ihn ist: Christian hat zunehmend Mühe, sich zu konzentrieren, er ist häufiger fahrig und reagiert auch schon mal dünnhäutig, obwohl das eigentlich gar nicht seine Art ist. Wenn er morgens aufsteht, fühlt er sich nicht wirklich ausgeruht, und abends beim Fernsehgucken fallen ihm immer mal wieder die Augen zu. Er scheint doch mehr Schlaf zu brauchen, als er dachte. Darauf, dass der Schlafmangel sich früher oder später auch gesundheitlich bemerkbar macht, möchte Christian lieber nicht warten. Er geht inzwischen früher ins Bett und versucht, auf die empfohlenen acht Stunden Nachtruhe zu kommen. Doch er findet nur schwer in den Schlaf und wälzt sich viel herum. Wesentlich ausgeruhter ist er morgens jedenfalls nicht.

Dabei ist Schlaf ein ganz normales körperliches Bedürfnis, so wie Essen und Trinken auch. Das kann doch nicht so schwer sein – oder?

GESUNDER SCHLAF – AUGEN ZU … UND DANN?

Die Rechnung ist ganz einfach: Der Tag hat 24 Stunden, und davon verbringen wir durchschnittlich acht mit Schlafen, in der Gesamtschau ungefähr ein Drittel unseres Lebens. Da kann man durchaus ins Grübeln kommen, ob das nicht irgendwie Zeitverschwendung oder Luxus ist. Um es gleich vorwegzunehmen: Das ist es ganz und gar nicht. Denn ohne ein Mindestmaß an Schlaf riskieren wir ernsthafte körperliche wie psychische Schäden. Natürlich können wir über einen gewissen Zeitraum mit weniger Schlaf auskommen, als wir eigentlich brauchen. Wer das aber zum Dauerzustand macht, muss sich nicht wundern, wenn der Körper irgendwann anfängt zu streiken. Zu den Konsequenzen, mit denen wir dann rechnen müssen, zählen Konzentrationsschwierigkeiten, ein schwächelndes Immunsystem, Magen-Darm-Entzündungen, Herz-Kreislauf-Erkrankungen und Depressionen. Nebenbei bemerkt: Menschen systematisch und dauerhaft am Schlafen zu hindern, ist eine uralte, höchst effektive Foltermethode.

Aber was passiert eigentlich, wenn wir mit geschlossenen Augen daliegen und gar nicht mitbekommen, wie die Stunden verfliegen? Unser Körper erholt sich zwar, aber ohne komplett abzuschalten. Stattdessen nutzt er die Zeit für Reparatur- und Reinigungsarbeiten, zu denen er tagsüber nur eingeschränkt oder gar nicht kommt. Die Körperzellen regenerieren sich, Muskeln und Knochen werden aufgebaut, das Immunsystem wird auf Vordermann gebracht, im Gehirn werden Schadstoffe ausgeschwemmt und noch vieles mehr. Gleichzeitig verarbeitet unser Gehirn die Eindrücke des Tages und «füttert» das Langzeitgedächtnis mit allem, was wir neu gelernt haben. Wer sich auf eine Prüfung, eine Präsentation oder ein Vorstellungsgespräch vorbereitet, tut also gut daran, ausreichend zu schlafen. Dann fällt das Abrufen des Wissens nämlich um einiges leichter.

Dass genug Schlaf wichtig ist, darüber sind wir uns vermutlich einig. Bleibt die Frage, wie viel Schlaf denn nun genug ist. Die meisten werden jetzt – sehnsüchtig oder schuldbewusst – denken: «Ja, klar, acht Stunden pro Nacht.» Aber ganz so einfach ist es gar nicht. Denn das Schlafbedürfnis (sowohl, was die Länge, als auch, was die Uhrzeit angeht, also von wann bis wann) ist von Mensch zu Mensch verschieden und wird maßgeblich von unseren Genen bestimmt. Es gibt durchaus Menschen, die nach fünf Stunden Schlaf quietschfidel aus dem Bett springen und bereit sind, Bäume auszureißen. Andere fühlen sich erst nach zehn oder zwölf Stunden im Bett ausgeruht genug, um in den Tag zu starten. Und beides liegt im normalen Spektrum. Für die allermeisten von uns gilt aber tatsächlich, dass uns sieben oder acht Stunden Nachtruhe guttun – sofern wir unseren Schlaf als erholsam wahrnehmen. Denn wenn die Schlafqualität nicht stimmt, kann man so lange im Bett liegen, wie man will, man fühlt sich am nächsten Morgen einfach nur wie gerädert.

Kommt dir das irgendwie bekannt vor? Kein Wunder, Schlafstörungen in ganz unterschiedlichen Ausprägungen sind unter Erwachsenen ein weit verbreitetes Phänomen. In Fachkreisen geht man davon aus, dass in Deutschland etwa acht von zehn Erwachsenen darunter leiden. Und ganz ehrlich, das ist kein Wunder bei dem ambitionierten Takt, den unsere Gesellschaft uns vorgibt. Früh (genug) ins Bett gehen oder Mittagschlaf – das ist, so wird uns suggeriert, nur was für Kinder und alte Menschen. Wer im berufsfähigen Alter ist und etwas auf sich hält, ist aktiv, umtriebig, fleißig – in einem Wort unermüdlich. Tapfer ignorieren wir also alle Müdigkeitsanzeichen, damit uns ja niemand nachsagen kann, wir wären arbeitsscheu, nicht belastbar oder womöglich langweilig.

Hinzu kommt, dass unsere Arbeitszeiten, das gesellschaftliche Leben und unsere innere Uhr nur bedingt in Einklang miteinander ticken. Am besten haben es da noch die sprichwörtlichen Lerchen getroffen, deren innere Uhr sie schon frühmorgens aus dem Bett scheucht. Für die Eulen, die von sich aus morgens länger schlafen würden und dafür in den Abendstunden noch mal ein Aktivitätshoch haben, sieht es hingegen eher düster aus. Obwohl es in der Schlafmedizin keine Zweifel gibt, dass es diese ausgeprägten Frühaufsteher und Nachtschwärmer gibt, gehören die wenigsten Menschen einem dieser beiden Extreme an. Bei der Mehrheit bewegt sich der Biorhythmus irgendwo dazwischen. Das nützt ihnen aber auch nicht viel, denn selbst diese durchschnittlichen «Tauben» können selten ihrem Biorhythmus entsprechend schlafen, also dann, wenn es sie am meisten danach verlangt.

Die Tatsache, dass sich dieser sogenannte Chronotyp im Laufe des Lebens auch noch ändert, macht es nicht wirklich einfacher: Kinder sind oft mit dem ersten Sonnenstrahl putzmunter, wenn es nach Teenagern ginge, begänne der Tag nicht vor dem Mittagessen, und je älter wir werden, desto kürzer wird unsere Nachtruhe, aber desto häufiger brauchen bzw. gönnen wir uns tagsüber ein Nickerchen. Was hierzulande fast schon als Eingeständnis gilt, dass man ab jetzt zum alten Eisen gehört, ist im Grund nichts anderes als eine Rückbesinnung auf unser «biologisches Programm». Denn der durchgängige Nachtschlaf, wie er für uns heute ein selbstverständliches und angestrebtes Ideal ist, hat sich erst mit der industriellen Revolution durchgesetzt.

Eigentlich gehören längere nächtliche Wachphasen und/oder Ruhepausen am Tag seit jeher zu unserem natürlichen Schlafverhalten. Ob du selbst Kinder hast oder das nur aus der Ferne in deinem Freundes- und Bekanntenkreis beobachten durftest: Der sogenannte monophasische Schlaf wird uns nicht in die Wiege gelegt, sondern antrainiert. Schon ein Blick über die Grenzen zeigt: In anderen Ländern gilt der biphasische Schlaf, der einen ausgedehnten Mittagschlaf beinhaltet, als das «natürliche» Schlafmuster.

Schlafbedarf, Schlaftyp, Schlafmuster – ein Glückspilz, wessen innere Uhr von Natur aus zur Taktung der Gesellschaft passt. Alle anderen sehnen das Wochenende oder die Ferien herbei, um verpassten Schlaf aufzuholen – und versuchen ansonsten, eine Balance zwischen ihren individuellen Schlafbedürfnissen einerseits und den praktischen Anforderungen des Alltags andererseits zu finden.

Die gute Nachricht: Das ist gar nicht so schwierig, wie es sich im ersten Moment anhört. Denn während Arbeits- und Geschäftszeiten sich nur bedingt ändern lassen, haben wir schon einen gewissen Gestaltungsfreiraum, was unsere Freizeit angeht. Man kann beispielsweise lernen, aus einem kurzen Nickerchen während der Mittagspause oder nach Feierabend genauso viel – wenn nicht sogar mehr – Energie zu ziehen als aus dem x-ten Kaffee. Und man sollte es sich zumindest bewusst machen, wenn man, statt zu schlafen, bis spät in der Nacht die Lieblingsserie guckt, am Handy herumspielt, «nur noch ein Kapitel» liest oder sich mit der Steuererklärung herumschlägt, obwohl einem schon längst die Augen zufallen.

Davon abgesehen gibt es noch weitere Einflussfaktoren, mit deren Hilfe wir ganz konkret steuern können, wie gut wir schlafen: Wie viel haben wir uns den Tag über bewegt? Waren wir an der frischen Luft und haben das Tageslicht gesehen? Haben wir etwas anderes als Kaffee getrunken? Liegt uns das fettige Essen schwer im Magen? Lässt der Stress bei der Arbeit einfach nicht nach? Schleppen wir Sorgen mit uns herum? Gucken wir im Bett Fernsehen bzw. scrollen noch bis zum Lichtausschalten durch die diversen Social-Media-Kanäle? Und wie sieht es bei unserer Schlafumgebung aus – sind Temperatur, Lichtverhältnisse und Geräuschkulisse verbesserungswürdig?

Wir schlafen, um uns zu erholen. Da mag es zunächst widersprüchlich erscheinen, dabei so viele Regeln beachten und Vorbereitungen treffen zu müssen. Das Ziel heißt aber ganz sicher nicht «Schlafen nach Plan». Es geht vielmehr darum, die eigenen individuellen Bedürfnisse zu kennen und bestmöglich zu berücksichtigen, damit Körper und Geist die Ruhephasen wirklich nutzen können – anstatt darauf zu setzen, dass der Schlaf von ganz alleine kommt, wenn man nur müde genug ist.

Was als hipper Trend unter dem Namen *Clean Sleeping* kursiert, erfordert in der Umsetzung gerade im Alltag durchaus einigen Aufwand. Aber es lohnt sich. Versprochen! Wer Nacht für Nacht gut schläft und sich dabei vollständig erholt, ist morgens energiegeladen, leistungsfähiger und hat eine Menge für seine Gesundheit getan. Und das alles im Schlaf.

Das ist doch ein Träumchen!

JUNGBRUNNENTIPPS FÜR ERHOLSAMEN SCHLAF

SCHRITT 1: Mach dir deinen Schlafbedarf und deine Schlafgewohnheiten bewusst: Wie viel, wann, wo und wie schläfst du? Hierbei hilft dir die Tabelle zum Ausfüllen. Nimm dir Zeit, sie ehrlich auszufüllen und möglichst alles zu berücksichtigen – von den kurzen Nächten von Montag bis Freitag über das ungeplante, aber nicht ganz so unvorhersehbare Nickerchen vorm Fernseher bis hin zum Ausschlafen und Mittagschlaf am Wochenende. Leg ruhig die Karten auf den Tisch, es verlässt diese Tabelle nicht. Vielleicht hast du dann ja schon eine leise Ahnung, wo es hakt.

SCHRITT 2: Entdecke die Stellschrauben, an denen du drehen kannst, und entwickle Routinen, mit deren Hilfe dein Schlaf erholsamer wird. Für die nächsten sechs Tage bzw. Nächte schlagen wir dir je einen Jungbrunnentipp pro Tag bzw. Nacht zum Ausprobieren vor und erklären dir kurz, wieso wir gerade diesen Tipp ausgesucht haben. Für den einen oder anderen musst du vielleicht im Vorfeld eine Kleinigkeit besorgen, lies sie dir deswegen am besten schon jetzt einmal durch.

SCHRITT 3: Du bist dran – auf Los geht's los!

Wie viel, wann, wo und wie ich schlafe

WÄHREND DER WOCHE	AM WOCHENENDE
○ Minuten/Stunden nachts	○ Minuten/Stunden nachts
○ Minuten/Stunden vormittags	○ Minuten/Stunden vormittags
○ Minuten/Stunden nachmittags	○ Minuten/Stunden nachmittags
○ Minuten/Stunden abends	○ Minuten/Stunden abends
○ Bett	○ Bett
○ Sofa	○ Sofa
○ Bürostuhl/Küchenstuhl	○ Bürostuhl/Küchenstuhl
○ Bus/Bahn	○ Bus/Bahn
○	○
○	○
○ insgesamt zu viel	○ insgesamt zu viel
○ insgesamt zu wenig	○ insgesamt zu wenig
○ insgesamt ausreichend/erholsam	○ insgesamt ausreichend/erholsam
○	○
○	○
○	○

Was hält mich davon ab, ausreichend und erholsam zu schlafen?

Was erhoffe ich mir davon, ausreichend und erholsam zu schlafen?

To-do-Liste/Einkaufsliste für die kommende Woche

z. B. Notizbuch

Montag

Bist du eine Frostbeule und drehst im Winter die Heizung voll auf, damit es bei dir zu Hause gemütlich warm ist? Dann verlässt du bestimmt trotzdem regelmäßig den Raum, um zu lüften.

Oder bist du eher heißblütig und reißt im Winter regelmäßig die Fenster auf, damit es knackig kalt ist? Falls du es dabei mal übertrieben haben solltest, schlüpfst du aber vermutlich schon in einen dicken Pulli.

Tagsüber können wir auf die Umgebungstemperatur reagieren und gegensteuern, wenn uns zu warm oder zu kalt ist. Nachts hingegen sind wir der Raumtemperatur «ausgeliefert», was uns vor allem in heißen Sommernächten den Schlaf rauben kann.

Probiere aus, bei welcher Temperatur du am besten schlafen kannst – ohne dein Schlafzimmer zur Kühlkammer oder Sauna zu machen. Als Richtwert empfohlen wird eine Schlafzimmertemperatur von knapp unter 20 °C. Sollte dir das zu warm oder zu kalt sein, dreh nicht gleich am Heizungsregler. Versuche es erst einmal mit einer luftigeren bzw. dickeren Decke, Wollsocken oder einer Wärmflasche.

❖ PROFI-TIPP

Die Wärmflasche kann dir auch im Sommer gute Dienste leisten. Befülle sie einfach mit kaltem Wasser und lege sie vor dem Zubettgehen für ein paar Stunden in den Kühlschrank. In ein dünnes Laken gewickelt, hast du ein Kühlpad mit einem langanhaltenden Kühleffekt, der beim Einschlafen hilft.

Affirmation des Tages

BEHALT EINEN KÜHLEN KOPF, DANN KLAPPT'S AUCH MIT DEM EINSCHLAFEN.

Wie oft habe ich den Jungbrunnentipp ausprobiert?

Hat der Jungbrunnentipp funktioniert?

- ○ gut, weil
- ○ nicht so gut, weil
- ○ überhaupt nicht, weil

Wie könnte eine Alternative für mich aussehen?

JUNGBRUNNENTIPP #2 – *Richtig lüften*

Dienstag

Gehörst du zu den Menschen, die in regelmäßigen Abständen das Fenster für einige Minuten öffnen und stoßlüften? Löblich! Vermutlich zählst du dann auch zu denjenigen, die das Bedürfnis haben, bei offenem Fenster zu schlafen. Dagegen ist generell nichts einzuwenden, ganz im Gegenteil: Die Luftqualität trägt entscheidend dazu bei, wie gut man schläft. Lüftet man sich aber Störfaktoren wie den Zigarettenqualm der Nachbarn oder den Straßenlärm inklusive der Abgase ins Zimmer, kann das genau der Grund sein, warum man letztlich doch nicht gut geschlafen hat.

In solchen Fällen empfiehlt es sich, vor dem Schlafengehen einmal gründlich durchzulüften, um dann bei geschlossenem Fenster zu schlafen. Vor allem, wenn du allergisch auf Pollen reagierst, solltest du darauf achten, wann die Pollendichte am niedrigsten ist, und dann lüften. Auf dem Land ist das am Abend, in der Stadt am frühen Morgen.

Übrigens, keine Sorge, auch wenn es morgens beim Aufwachen stickig riecht: Die frische Luft – und damit der Sauerstoff – in einem 15 m^2 großen Raum reichen die ganze Nacht, auch für zwei Personen.

❖ **PROFI-TIPP**

Eine leere Flasche mit enger Öffnung, destilliertes Wasser, ein Rest Wodka von der letzten Party oder geruchloser Alkohol aus der Apotheke, ein paar Tropfen ätherisches Lavendelöl und ein paar Holzstäbchen oder eine leere Sprühflasche – fertig ist dein selbstgemachter Raumduft oder Kissenspray für süße Träume.

Affirmation des Tages

WIE MAN SICH BETTET, SO SCHLÄFT MAN.

Wie oft habe ich den Jungbrunnentipp ausprobiert?

Hat der Jungbrunnentipp funktioniert?

- ○ gut, weil
- ○ nicht so gut, weil
- ○ überhaupt nicht, weil

Wie könnte eine Alternative für mich aussehen?

JUNGBRUNNENTIPP #3 – *Im Dunkeln schläft's sich besser*

Mittwoch

Wirst du im Sommer oft wach, weil die Sonne zu dir ins Schlafzimmer blinzelt? Wenn du dann schon ausgeschlafen bist, gibt es keinen schöneren Wecker. Ist das aber nicht der Fall, ist das schon ärgerlich. Vor allem, wenn du eigentlich noch hättest weiterschlafen können. Verantwortlich dafür ist ein hormongesteuerter Prozess, bei dem das Schlafhormon Melatonin das Zepter schwingt. Es steuert unseren Tag-Nacht-Rhythmus, indem es auf die Lichtverhältnisse in unserer Umgebung reagiert. Je dunkler die Nacht, desto mehr Melatonin im Körper. Heißt im Umkehrschluss aber auch: Je mehr künstliche Lichtquellen den Nachthimmel verschmutzen, desto schlechter unser Schlaf.

Wenn du Rollläden hast, bist du bestens gewappnet. Nutze sie und genieße! Wenn nicht, dann besorge dir sogenannte Verdunklungsrollos oder Verdunklungsvorhänge, die lichtundurchlässig sind. Dann kannst du nämlich selbst bestimmen, wann es bei dir zu Hause Nacht wird. Das lege ich dir übrigens ganz besonders ans Herz, wenn du im Schichtdienst arbeitest und tagsüber schlafen musst. Und solltest du Mutter oder Vater eines kleinen Kindes sein, wirst du dankbar feststellen, wie viel besser es in einem völlig abgedunkelten Raum mit dem Mittagschlaf klappt.

PROFI-TIPP

Für den Anfang tut es auch eine Schlafmaske. Die hat außerdem den Vorteil, dass du sie auf Reisen mitnehmen kannst. Und solltest du durch die völlige Dunkelheit plötzlich geräuschempfindlicher sein, könnten Ohrstöpsel weiterhelfen.

Affirmation des Tages

LASS DIE SONNE REIN! ABER ERST,
WENN DU AUSGESCHLAFEN BIST …

KASSENSTURZ #3 – *Mittwoch*

Wie oft habe ich den Jungbrunnentipp ausprobiert?

Hat der Jungbrunnentipp funktioniert?

- ○ gut, weil
- ○ nicht so gut, weil
- ○ überhaupt nicht, weil

Wie könnte eine Alternative für mich aussehen?

MI

Donnerstag

Liegst du abends im Bett und zappst dich durch das Fernsehprogramm, um dich von deinem langen und anstrengenden Arbeitstag zu erholen? Liegt dein Smartphone auf dem Nachttisch, weil du es als Wecker benutzt? Beantwortest du vor dem Schlafengehen noch kurz ein paar E-Mails auf deinem Laptop? Oder spielst zum Einschlafen ein Spiel auf dem Tablet? Elektronische Geräte sind superpraktisch und aus unserem Leben nicht mehr wegzudenken. Eine maßvolle Nutzung vorausgesetzt, ist gegen sie auch überhaupt nichts einzuwenden. Im Schlafzimmer haben sie allerdings nichts verloren, denn sie sind kontraproduktiv für einen guten Schlaf.

Wenn dir dein Schlaf lieb ist, verbannst du also lieber sämtliche elektronischen Geräte aus deinem Schlafzimmer. Du brauchst einen guten Grund dafür? Gut, suche dir einen aus: 1. Handy & Co. strahlen vergleichsweise viel blaues Licht ab, das auf unser Nervensystem wie ein Weckruf wirkt. Nicht so praktisch, wenn man eigentlich schlafen möchte. 2. Die optischen Reize lassen dein Gehirn nicht zur Ruhe kommen. Wie soll es da «abschalten»? 3. WLAN, Mobilfunknetz, elektromagnetische Wellen – du «badest» die ganze Nacht auf engstem Raum darin. Ob das gefährlich ist, lässt sich trotz viel Forschung immer noch nicht mit Sicherheit sagen. Aber wem schadet es, wenn du es nicht darauf ankommen lässt?

PROFI-TIPP

Wenn du dich nachts nicht von deinem Smartphone trennen magst, dann finde einen Platz dafür, der möglichst weit entfernt von deinem Kopf ist, oder – noch besser – schalte es, während du schläfst, in den Flugmodus. Der Wecker klingelt ja trotzdem.

Affirmation des Tages

WIR – FERNSEHER, LAPTOP, TABLET, HANDY & CO. –
MÜSSEN LEIDER DRAUSSEN BLEIBEN.

Wie oft habe ich den Jungbrunnentipp ausprobiert?

Hat der Jungbrunnentipp funktioniert?

- ○ gut, weil
- ○ nicht so gut, weil
- ○ überhaupt nicht, weil

Wie könnte eine Alternative für mich aussehen?

Freitag

Wirst du regelmäßig vor dem Fernseher wach, und der Film ist schon längst zu Ende? Wie oft fallen dir abends beim Lesen die Augen zu? Wann unterdrückst du das erste Gähnen? Und wann gehst du ins Bett? Die meisten von uns ignorieren die sanften oder auch deutlicheren Anzeichen ihres Körpers und übergehen ihre Müdigkeit, auch weil sie am Ende des Tages (vermeintlich) noch so viel zu tun haben. Und überhaupt, wer früh ins Bett geht, ist entweder krank, ein kleines Kind oder eine Spaßbremse. Da könnte man ja gleich wieder anfangen, einen Mittagschlaf zu machen! Stimmt, so bekommen wir das beigebracht. Dabei ist die spanische Siesta oder der kurze Powernap im Büro kein Zeichen von Faulheit, sondern cleveres Schlafzeitenmanagement.

Richte deinen Schlaf stärker an deinen persönlichen Bedürfnissen aus. Finde also erst einmal heraus, wie deine innere Uhr tickt und was für ein Schlaftyp du bist: Bist du eine Lerche oder eine Eule? Wie viel Stunden Schlaf brauchst du? Tut dir ein kurzer Powernap gut? Was sich nicht von heute auf morgen in deinen Alltag integrieren lässt, kannst du am Wochenende oder im Urlaub ausprobieren. Bleib dran, auch wenn es dir zunächst schwerfällt. Die Umstellung zahlt sich auf lange Sicht aus. Jede Wette!

PROFI-TIPP

Auch das richtige Powernappen will gelernt sein. Schläfst du länger als eine halbe Stunde, gerätst du in die Tiefschlafphase – und kommst nach dem Aufwachen nicht mehr gut auf Touren. Doch auch dafür gibt es einen Trick: Der «Schlafpapst» Jürgen Zulley empfiehlt, direkt vor dem Nap einen Kaffee zu trinken. Der entfaltet seine Wirkung nämlich erst nach 30 Minuten.

Affirmation des Tages

«KEIN TAG IST SO VERKORKST, DASS ER NICHT MIT EINEM NICKERCHEN WIEDER HINZUKRIEGEN WÄRE.»

Carrie P. Snow

Wie oft habe ich den Jungbrunnentipp ausprobiert?

Hat der Jungbrunnentipp funktioniert?

- ○ gut, weil
- ○ nicht so gut, weil
- ○ überhaupt nicht, weil

Wie könnte eine Alternative für mich aussehen?

FR

Samstag

Zögerst du das Zubettgehen immer so weit hinaus, dass du irgendwann völlig übermüdet in den Schlafanzug steigst und beim Zähneputzen schon fast einschläfst? Und spielst dann doch noch ewig am Smartphone herum, weil du nicht einschlafen kannst? Vermutlich ahnst du, dass diese Angewohnheit nicht unbedingt zu einem erholsamen Schlaf beiträgt. Aber so richtig und wichtig dir eine gesunde Schlafroutine auch erscheint, Einschlafrituale sind doch was für Babys, oder? Stimmt. Dank dem immer wiederkehrenden Ablauf verknüpfen sie die ausgeführten Handlungen mit dem Schlafen und finden leichter ins Land der Träume. Und das ist bei uns Erwachsenen nicht anders.

Gewöhne dir regelmäßige Bettgehzeiten an. Dann wissen dein Körper und dein Kopf irgendwann von allein, wann es Zeit ist runterzufahren. Geh noch einmal um den Block, recke, strecke und dehne dich ausgiebig oder lies ein paar Seiten in einem schönen Buch, um dich aufs Schlafen einzustimmen. Fernsehgucken, Handyspiele oder E-Mails-Checken sind hingegen, wie gesagt, keine gute Idee. Auch schwere Mahlzeiten, Koffein und Nikotin oder ein anstrengendes Sportprogramm muss der Körper erst einmal verarbeiten. Das erschwert uns entweder das Einschlafen oder wirkt sich negativ auf die Schlafqualität aus.

PROFI-TIPP

Stell dir einen zusätzlichen Wecker für abends – und zwar für mindestens eine halbe Stunde, bevor du schlafen gehst. Sobald er klingelt, ist dein Tag vorbei und die Zeit gekommen für dein individuelles Zu-Bett-geh-Ritual. Alles andere kann bis morgen warten.

Affirmation des Tages

SCHLÄFST DU SCHON – ODER GLOTZT, DADDELST, SCROLLST DU NOCH?

Wie oft habe ich den Jungbrunnentipp ausprobiert?

Hat der Jungbrunnentipp funktioniert?

- ○ gut, weil
- ○ nicht so gut, weil
- ○ überhaupt nicht, weil

Wie könnte eine Alternative für mich aussehen?

TAG 7 – SONNTAG – REFLEXION

Ob du deine Schlafenszeit angepasst, dein Handy vom Nachttisch verbannt oder die Kraft des Mittagschlafes für dich entdeckt hast – schau einmal auf die vergangenen Tage zurück und halte die Ergebnisse deines Schlafprogramms fest.

Wie ausgeschlafen bzw. ausgeruht bin ich heute?

Habe ich besser bzw. erholsamer geschlafen als sonst?

Welche Jungbrunnentipps zum Schlafen haben mir gutgetan?

#1 1 ○ ○ ○ ○ ○ ○ ○ ○ ○ 10
#2 1 ○ ○ ○ ○ ○ ○ ○ ○ ○ 10
#3 1 ○ ○ ○ ○ ○ ○ ○ ○ ○ 10
#4 1 ○ ○ ○ ○ ○ ○ ○ ○ ○ 10
#5 1 ○ ○ ○ ○ ○ ○ ○ ○ ○ 10
#6 1 ○ ○ ○ ○ ○ ○ ○ ○ ○ 10

Welche Jungbrunnentipps zum Schlafen passen gut in meinen Alltag?

#1 1 ○ ○ ○ ○ ○ ○ ○ ○ ○ 10
#2 1 ○ ○ ○ ○ ○ ○ ○ ○ ○ 10
#3 1 ○ ○ ○ ○ ○ ○ ○ ○ ○ 10

#4	1	○	○	○	○	○	○	○	○	10
#5	1	○	○	○	○	○	○	○	○	10
#6	1	○	○	○	○	○	○	○	○	10

Welche Jungbrunnentipps zum Schlafen möchte ich zu einem anderen Zeitpunkt, z. B. im Urlaub, noch einmal in Angriff nehmen?

Welche drei (oder mehr) neuen Gewohnheiten und Routinen möchte ich mit in die nächste Woche nehmen?

Welche eigenen Ideen habe ich, die gut zu mir und meinem Alltag passen?

SO

Wie könnte ein Schlafmuster aussehen, das meinen Schlafbedürfnissen möglichst optimal entspricht?

Was kann ich dafür tun bzw. wie muss ich meinen Alltag organisieren, um optimal zu schlafen?

Wöchentliche Notizen und Gedanken

Affirmation der Woche

«DER SCHLAF IST DOCH DIE KÖSTLICHSTE ERFINDUNG.»

Heinrich Heine

Für weitere Tipps zum Thema «Schlafen»
scanne einfach diesen QR-Code mit deinem Handy.
Alternativ gib www.jungbrunnenapp.de/schlafen
im Webbrowser ein.

FAKTOR 5

ATMUNG –

VON DER LUFT ZUM LEBEN

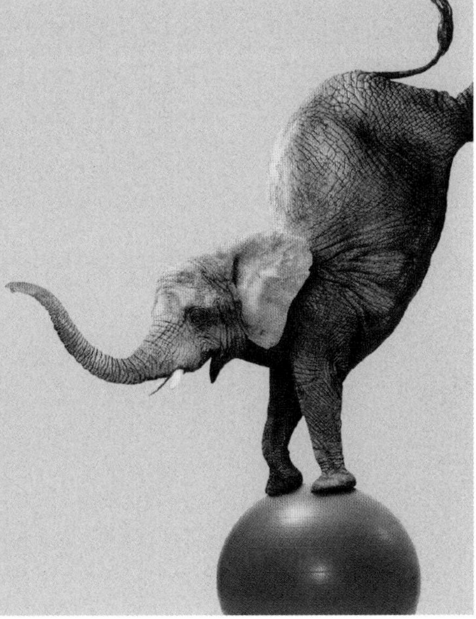

Aus dem Alltag

Atmen ist für Yvonne (38) nun wirklich kein Thema. Warum auch? Das kriegt der Körper schließlich vom ersten bis zum letzten Atemzug prima alleine hin. Was soll sie da auch groß machen? Atmen oder nicht atmen – es ist ja jetzt nicht so, als gäbe es da einen großen Spielraum, oder? Jedenfalls atmet Yvonne im Ruhezustand ganz normal vor sich hin. Und wenn sie zur Arbeit radelt oder die Badewanne putzt, werden die Atemzüge eben schneller und tiefer. Aber da will sie mal jemanden sehen, bei dem das anders ist.

Wobei sie sich in letzter Zeit schon fragt, ob sie wirklich nur deswegen schneller aus der Puste kommt, weil sie nicht mehr so fit ist wie noch vor 15 Jahren. Klar, Yvonne hat genug Baustellen, die sie in Atem halten. Aber dass sie häufiger regelrecht Schnappatmung bekommt, wenn der Alltag etwas hektischer wird, und sie zwischendurch immer mal wieder das Gefühl hat, gar keine Luft mehr zu bekommen – das gibt ihr schon zu denken. Okay, sie muss lernen, sich zu entspannen. Dafür hat sie jetzt diesen Yogakurs angefangen, bei dem die Lehrerin dann auch gleich in der ersten Sitzung erklärt hat, welch elementare Rolle die Atmung spielt. Langsam dämmert Yvonne, dass da was dran sein muss.

Einfach mal wieder befreit aufatmen! Das wär's! Aber irgendwie ist das dann doch einfacher gesagt als getan.

GESUNDE ATMUNG – SO VIEL MEHR ALS LUFTHOLEN

Unser Körper kommt rund einen Monat ohne etwas zu essen zurecht, ohne zu trinken hält er rund eine Woche durch. Das Einzige, worauf er nur kurzfristig verzichten kann, ist die «Luft zum Atmen». Bei Sauerstoffmangel verlieren wir schon nach wenigen Sekunden das Bewusstsein, nach etwa fünf Minuten ist unser Gehirn unwiderruflich geschädigt, nach rund zehn Minuten stirbt es endgültig ab, und wir sind nicht mehr in der Lage, selbständig zu atmen.

Dafür, dass wir rund um die Uhr auf die Sauerstoffversorgung unseres Körpers angewiesen sind, bekommen wir die meiste Zeit erstaunlich wenig davon mit, wie sie abläuft. Doch gerade, weil unser Überleben davon abhängt, funktioniert das Atmen – genauso wie der Herzschlag, die Verdauung und der Stoffwechsel – ohne unser aktives Zutun. Diese sogenannten Vitalfunktionen werden von unserem vegetativen Nervensystem gesteuert, das unabhängig von unserem Willen arbeitet. Und das ist auch gut so. Denn sonst kämen wir spätestens bei Bewusstlosigkeit, ernsthaften Erkrankungen oder im Schlaf ernsthaft in die Bredouille.

Über 20 000-mal am Tag atmen wir – meist unwillkürlich – ein und wieder aus, um uns mit Sauerstoff zu versorgen und Kohlendioxid auszuscheiden. Und mit jedem dieser Atemzüge atmen wir etwa einen halben Liter Luft ein. Am Ende des Tages sind das unglaubliche 10 000 Liter! Nur etwa 20 Prozent davon sind Sauerstoff, auf den es unserem Körper ankommt und ohne den wir nicht leben können. Anders als den Gasaustausch, der ununterbrochen in jeder einzelnen unserer Körperzellen stattfindet, können wir das Ein- und Ausatmen aber durchaus steuern. Und mit etwas Übung können wir die Luft sogar über einen gewissen Zeitraum anhalten, was beispielsweise eine wichtige Voraussetzung beim Tauchen ist.

Aber nicht nur unser Körper, sondern auch unser seelisches Gleichgewicht steht in einer engen Wechselwirkung mit der Atmung. Wie wir atmen, sagt viel darüber aus, wie es uns zum jeweiligen Zeitpunkt geht. Große Sorgen schnüren uns regelrecht die Luft ab, bei Angst oder Stress atmen wir schnell und flach, körperliche Anstrengung lässt uns keuchen, und fällt eine Last von uns ab, seufzen wir erleichtert auf. Umgekehrt lässt sich durch den bewussten Einsatz entsprechender Atemübungen und -techniken ein enormer Einfluss ausüben: kurzfristig auf die Gefühlslage, mittelfristig auf das Wohlbefinden und langfristig auf die Gesundheit.

Einer der Parameter, an denen wir eine gesunde Atmung erkennen, ist die Atemfrequenz, das heißt, wie oft wir in einer Minute Luft holen. Sie hängt im Wesentlichen von zwei Dingen ab: Erstens vom Alter – Säuglinge machen etwa 35 bis 40 Atemzüge pro Minute, Erwachsene gerade mal 12 bis 18 – und zweitens vom Trainingszustand – wer viel Sport treibt oder z. B. Yoga macht, hat in der Regel eine deutlich niedrigere Atemfrequenz.

Die Atemfrequenz wird vom Gehirn gesteuert, genauer gesagt vom Atemzentrum. Es überprüft permanent, wie es um die Sauerstoffversorgung und den Kohlendioxidgehalt im Körper bestellt ist, und leitet bei Bedarf eine Gegenreaktion ein. Dann atmen wir schneller, um mehr Sauerstoff aufzunehmen und gleichzeitig das überschüssige Kohlendioxid auszustoßen. Das passiert, wann immer unser Körper auf Touren kommt: ob wir den 40-Liter-Sack Blumenerde über den Parkplatz bis zum Auto schleppen oder lossprinten, weil der Bus schon an der Haltestelle steht. Sobald wir hinter dem Lenkrad oder auf unserem Sitzplatz Platz genommen haben, verringert sich unser Sauerstoffbedarf wieder und unsere Atmung beruhigt sich.

Diese Reaktion unseres Körpers läuft so aber nicht nur bei körperlicher Aktivität, sondern auch bei psychischem Druck ab. Das heißt, wenn unser Nervensystem in Stresssituationen den Turbo einschaltet, rast auch unsere Atmung, um uns *ad hoc* mit zusätzlichem Sauerstoff zu versorgen. Dadurch können wir in potenziellen Gefahrensituationen blitzschnell reagieren.

Als Dauerzustand ist das aber weder gedacht noch empfehlenswert. Nehmen beruflicher oder privater Stress kein Ende, ist das auch an unserer Atmung erkennbar, auch wenn uns das oft gar nicht bewusst ist: Wir atmen schneller und meist auch flacher als im normalen Ruhezustand. Als Konsequenz nehmen wir weniger Sauerstoff auf und atmen das Kohlenstoffdioxid nicht vollständig aus. Dass sich das auf Dauer nicht förderlich auf die Gesundheit auswirkt, leuchtet vermutlich jedem ein. Dass wir dadurch aber auch unser Risiko für Bluthochdruck, Herz-Kreislauf-Erkrankungen, Rückenschmerzen, Konzentrations- und Schlafstörungen, Panikattacken und Depressionen erhöhen, haben wir selten klar vor Augen.

Allerdings hat unsere Atmung nicht nur diesen biochemischen Aspekt. Sie funktioniert und wirkt auch auf einer rein mechanischen Ebene. Weil unsere Lunge kein Muskel ist, kann sie sich nicht selbst bewegen. Wenn sie sich infolge eines Atemzugs mit Luft füllt, ist das für uns zwar absolut selbstverständlich, aber eben auch das Ergebnis eines hochkomplexen Zusammenspiels der beteiligten Atemmuskulatur. Bei jedem Einatmen ziehen sich die Brustmuskeln zusammen, die Rippen heben sich an, der Brustkorb weitet sich. Durch den entstehenden Unterdruck wird die Atemluft angesaugt, ähnlich einer Saugpumpe. Dabei kombinieren wir im Normalfall zwei Formen des Atmens, die von außen deutlich erkennbar sind: Bei der Brustatmung atmen wir eher flach ein und aus, sodass sich der Brustkorb hebt und senkt, während wir bei der Bauchatmung tief Luft holen, sodass sich der Bauch erkennbar vorwölbt.

Warum es interessant ist, das zu wissen? Nun, auch wenn wir beim Atmen in erster Linie Luft holen, kommt dabei auch der Bauchraum in Bewegung. Vor allem, wenn sich das Zwerchfell zusammenzieht, massiert es dabei die umliegenden Organe. Und das wiederum lässt den Blutdruck sinken und fördert die Verdauung. Je tiefer wir in den Bauch atmen, desto mehr. Höchste Zeit also, wieder viel häufiger bewusst in den Bauch zu atmen, was die meisten von uns bedauerlicherweise verlernt haben.

Unsere Atmung, unser Gefühl, unser Wohlbefinden und unsere Gesundheit hängen eng miteinander zusammen und beeinflussen sich wechselseitig. Das ist natürlich keine neue Erkenntnis. Seit Jahrhunderten hat die Atmung ihren festen Platz in religiösen, spirituellen, philosophischen und heilkundlichen Lehren und Praktiken. Vor allem im asiatischen Raum machen es uns unter anderem der Hinduismus und der Buddhismus sowie die Traditionelle Chinesische Medizin vor, wie man die Atmung dank konkreter Atemübungen als Kraft- und Heilquelle nutzen kann.

Und inzwischen beginnt auch unsere westliche, naturwissenschaftlich geprägte Medizin das Potenzial unserer Atmung zu ergründen. Elemente von Atemtechniken, wie sie in asiatischen Kulturen gang und gäbe sind, finden immer häufiger Eingang in die westliche Medizin. Und das mit Erfolg! Eins der bekanntesten Beispiele dürfte die *Mindfulness-Based Stress Reduction* (MBSR) nach Jon Kabat-Zinn sein, die dieser bereits in den 1970er Jahren entwickelte. Sein Programm zur *Achtsamkeitsbasierten Stressreduktion* verbindet moderne naturwissenschaftliche Erkenntnisse mit Elementen aus Buddhismus, Hinduismus und Yoga. Das Ziel besteht – kurz gesagt – darin, sich auf das Hier und Jetzt zu konzentrieren, und zwar u.a. mit Hilfe bestimmter Atemübungen.

Wenn man sie einzusetzen weiß, kann man dank spezieller Atemmeditationen, -techniken und -muster ungeahnte Kräfte freisetzen und Leistungsgrenzen verschieben. Aber man muss kein Yogi und auch keine Extremsportlerin sein, um einen Nutzen daraus zu ziehen. Auch jenseits von Selbstoptimierung und dem Streben nach Rekordleistungen steht uns mit unserer Atmung ein mächtiges Werkzeug zur Verfügung, mit dem wir viel für unser Wohlbefinden und unsere Gesundheit tun können. Und das ganz ohne Nebenwirkungen!

Also, hol einmal tief Luft und hauch deiner Atmung neues Leben ein!

JUNGBRUNNENTIPPS FÜR EINE GESUNDE ATMUNG

SCHRITT 1: Mach dir bewusst, wie du atmest: ruhig oder hektisch, Bauchatmung oder Brustatmung, bewusst oder gedankenlos. Hierbei hilft dir die Tabelle auf der nächsten Seite. Nimm dir Zeit, sie ehrlich auszufüllen und möglichst alles zu berücksichtigen – von der atemlosen Anspannung während der Arbeit bis zum Stoßseufzer beim Zubettgehen. Bekenne ruhig Farbe, das Buch wird es schon nicht weitererzählen. Vielleicht hast du dann ja schon eine leise Ahnung, wo noch Luft nach oben ist.

SCHRITT 2: Entdecke die Stellschrauben, an denen du drehen kannst, und entwickle Routinen, um deine Atmung bewusst für dich und deine Gesundheit einzusetzen. Für die nächsten sechs Tage schlagen wir dir je einen Jungbrunnentipp pro Tag zum Ausprobieren vor und erklären dir kurz, wieso wir gerade diesen Tipp ausgesucht haben. Für den einen oder anderen musst du vielleicht im Vorfeld eine Kleinigkeit besorgen, lies sie dir deswegen am besten schon jetzt einmal durch.

SCHRITT 3: Du bist dran – auf Los geht's los!

Wie ich atme

IM NORMALEN RUHEZUSTAND	BEI KÖRPERLICHER ANSTRENGUNG
○ flach in den Brustkorb	○ flach in den Brustkorb
○ schnell	○ schnell
○ hektisch	○ hektisch
○ nebenbei	○ nebenbei
○ tief in den Bauch	○ tief in den Bauch
○ langsam	○ langsam
○ entspannt	○ entspannt
○ bewusst	○ bewusst
○ nur durch den Mund	○ nur durch den Mund
○ nur durch die Nase	○ nur durch die Nase
○ ein durch den Mund, aus durch die Nase	○ ein durch den Mund, aus durch die Nase
○ ein durch die Nase, aus durch den Mund	○ ein durch die Nase, aus durch den Mund
○	○
○	○
○	○
○	○
○	○

Was hält mich davon ab, bewusst zu atmen?

Was erhoffe ich mir davon, bewusst zu atmen?

To-do-Liste/Einkaufsliste für die kommende Woche

z. B. feste Zeiten für Atemübungen im Kalender eintragen (und einhalten!)

Montag

Wenn du auf dem Sofa sitzt, durch den Supermarkt gehst oder an der Ampel stehst: Was bewegt sich, wenn du normal atmest? Wenn du dich bisher nicht mit bewusster Atmung auseinandergesetzt hast, z.B. beim Yoga, dann ist es mit an Sicherheit grenzender Wahrscheinlichkeit der Brustkorb. Bei manchen ist es der Stress, der ihnen förmlich die Luft zum Atmen nimmt. Bei anderen verhindert eine schlechte Körperhaltung und/oder dauerndes Sitzen, dass die Atemluft weiter als bis in die Lunge kommt. Aber auch bei zu enger Kleidung wird es schwierig, tief Luft zu holen. Erst recht, wenn ein unbewusst wirkendes Schönheitsideal uns dazu verleitet, immer und überall den Bauch einzuziehen.

Lern die Brust- von der Bauchatmung zu unterscheiden. Leg dazu eine Hand auf den Brustkorb und die andere auf den Bauch. Atme dann, wie du es immer tust, und beobachte dabei, wie sich deine Hände bewegen. Welche Hand bewegt sich stärker auf und ab? Ist es die obere? Dann atmest du gerade mit der Brustatmung. Konzentriere dich anschließend darauf, tief in den Bauch ein- und auszuatmen. Übe die Bauchatmung über den Tag verteilt ganz bewusst und wann immer sich dir die Gelegenheit bietet. Je besser du weißt, wie sich das anfühlt, desto besser klappt das auch ohne Handauflegen.

PROFI-TIPP

Stell dir beim Einatmen vor, wie die Luft in die Bauchhöhle fließt und den Nabel nach außen drückt. Zieh dann beim Ausatmen den Nabel langsam und sacht nach innen Richtung Rücken. Wohlgemerkt den Nabel, nicht die Bauchmuskulatur.

Affirmation des Tages

BRUST REIN, BAUCH AUCH RAUS! ZUMINDEST BEIM ATMEN.

Wie oft habe ich den Jungbrunnentipp ausprobiert?

Hat der Jungbrunnentipp funktioniert?

- ○ gut, weil
- ○ nicht so gut, weil
- ○ überhaupt nicht, weil

Wie könnte eine Alternative für mich aussehen?

JUNGBRUNNENTIPP #2 – *Nase-Mund-Atmung etablieren*

Dienstag

Hebt und senkt sich dein Brustkorb beim Atmen kaum merklich? Deine Bauchdecke bewegt sich gleich gar nicht? Und deine Lippen liegen die ganze Zeit fest verschlossen aufeinander? Viele Menschen atmen auffällig unauffällig. Einerseits ist das eine Angewohnheit, weil wir uns das Bauchatmen abgewöhnt haben. Andererseits manifestiert sich darin der Dauerstress, unter dem wir alle stehen. Angst, Sorgen und eben auch Stress schnüren uns die Kehle zu und rauben uns den Atem. Oft verkrampft damit einhergehend auch die Atemmuskulatur. Kopfschmerzen, Konzentrationsschwierigkeiten, Verspannungen – sind nicht nur, aber auch eine Folge von zu flacher Atmung.

Gewöhn dir an, tief durch die Nase ein und durch den Mund wieder auszuatmen. Denk daran, deine Atmung ist ein Kreislauf! Verfolge in Gedanken, wie dein Atem durch die Nase am Kehlkopf vorbei in die Bronchien strömt und den Sauerstoff durch die feinen Verästelungen bis in jedes noch so weit entfernte Lungenbläschen trägt – um dann beim Rückweg das Kohlendioxid mitzunehmen und aus dem Mund entweichen zu lassen.

❖ **PROFI-TIPP**

Hilf dem Gasaustausch in deiner Lunge auf die Sprünge: Regelmäßige Spaziergänge an der frischen Luft, ein paar Runden Joggen oder eine halbe Stunde Schwimmen sind ideal, um tiefes und gleichmäßiges Atmen zu üben. Leichter Ausdauersport kurbelt die Sauerstoffversorgung an – und die Fettverbrennung übrigens auch.

Affirmation des Tages

VERGISS DAS (BEWUSSTE) ATMEN NICHT.

Wie oft habe ich den Jungbrunnentipp ausprobiert?

Hat der Jungbrunnentipp funktioniert?

- ○ gut, weil
- ○ nicht so gut, weil
- ○ überhaupt nicht, weil

Wie könnte eine Alternative für mich aussehen?

Mittwoch

Arbeitest du viel im Sitzen? Oder vornübergebeugt im Stehen? Viele von uns nehmen beim Arbeiten eine ungesunde Körperhaltung ein – was sich nicht nur auf den Halteapparat auswirkt, sondern auch auf unsere Atmung. Manchmal ist das pure Nachlässigkeit, oft genug lässt es sich aber auch einfach nicht vermeiden. Wenn wir dann aber in der Freizeit noch mit hochgezogenen Schultern und gesenktem Kopf am Smartphone kleben oder zusammengesunken auf dem Sofa sitzen und auf den Fernseher starren, schnüren wir uns selbst die Luft ab.

Achte darauf, wann immer möglich eine aufrechte Körperhaltung einzunehmen. Denn je weiter der Brustkorb sich ausdehnen kann, desto mehr Platz haben Lunge und Atemmuskulatur – und umso befreiter kannst du aufatmen. Überprüfe deine Haltung regelmäßig, richte deinen Oberkörper immer wieder auf und hol bei der Gelegenheit gleich ein paar Mal tief Luft. Im Sitzen klappt das besser, wenn du auf der Stuhlkante sitzt und die Füße auf den Boden aufsetzt, anstatt dich hinten anzulehnen. Im Stand solltest du die Füße hüftbreit auseinander aufstellen, die Knie dabei locker lassen bzw. leicht beugen und den Kopf gerade halten. Vielleicht hilft dir die Vorstellung, dass du ein Glas Wasser auf dem Kopf balancierst. Weil unsere Atmung und unsere Körperhaltung eng miteinander verknüpft sind, profitieren beide von dieser kleinen Übung.

❖ **PROFI-TIPP**

Variiere die Übung im aufrechten Stand, indem du dich mit geschlossenen Augen hin und her wiegst wie ein «Baum im Wind», während du gleichzeitig ruhig und tief ein- und ausatmest. Achte darauf, welche Muskeln arbeiten und welche Bereiche deiner Fußsohlen dir einen sicheren Stand ermöglichen.

Affirmation des Tages

ATMUNG IST (AUCH) EINE FRAGE DER HALTUNG!

Wie oft habe ich den Jungbrunnentipp ausprobiert?

Hat der Jungbrunnentipp funktioniert?

- ○ gut, weil
- ○ nicht so gut, weil
- ○ überhaupt nicht, weil

Wie könnte eine Alternative für mich aussehen?

Donnerstag

Sitzt du manchmal am Schreibtisch und merkst plötzlich, dass du vor lauter Hektik ganz atemlos bist? Oder du stehst in der Schlange vor der Supermarktkasse und bekommst kaum Luft? Wir haben uns so daran gewöhnt, durch unser Leben zu hetzen, dass wir uns eine bemerkenswerte Ausdauer antrainiert habe. Doch wir alle kennen diese Momente, in denen uns plötzlich und unerwartet die Luft ausgeht. Wobei, wenn man mal ehrlich ist, so ganz so unerwartet kommt es meist doch nicht. Auf lange Sicht hilft da nur eins: einen Gang runterschalten. Aber was tun, um die konkrete Situation zu entschärfen?

Die Antwort lautet: 4711. Keine Angst, du sollst nicht an einem Fläschchen mit Kölnischwasser schnüffeln. Gemeint ist eine einfache Atemübung, die dir hilft, bei Bedarf «auf Knopfdruck» runterzukommen. Schließ die Augen und konzentriere dich darauf, tief in den Bauch zu atmen: Zähle dann beim Einatmen langsam bis 4 und beim Ausatmen bis 7. Nach 11 Wiederholungen sollte sich deine Atmung beruhigt haben. Im besten Fall hat sich auch in dir selbst ein Gefühl der Ruhe ausgebreitet. Das Wichtigste: Das Zählen soll dir helfen und dich nicht unter Druck setzen. Der wesentliche Trick bei dieser Übung besteht darin, länger aus- als einzuatmen. Solltest du dich verzählen oder den Überblick verlieren, bei welcher Wiederholung du bist: Sei's drum. Mach einfach weiter, bis du die beruhigende Wirkung spürst.

PROFI-TIPP

Such dir bei Gelegenheit einen ruhigen Ort, um diese Atemübung ungestört auf 11 Minuten auszudehnen – oder auch länger. Irgendwann legt sich die Entspannung von ganz allein über dich. Du wirst sehen. Und falls dich das ans Schäfchenzählen erinnert: Im Liegen ist 4711 eine hervorragende Einschlafhilfe.

Affirmation des Tages

EINATMEN. AUSATMEN. WIEDERHOLEN.

Wie oft habe ich den Jungbrunnentipp ausprobiert?

Hat der Jungbrunnentipp funktioniert?

- ○ gut, weil
- ○ nicht so gut, weil
- ○ überhaupt nicht, weil

Wie könnte eine Alternative für mich aussehen?

JUNGBRUNNENTIPP #5 – *Wechselnd atmen*

Freitag

Ist dir schon mal aufgefallen, dass du beim Einatmen durch die Nase mal durch das linke und mal durch das rechte Nasenloch Luft holst? Das ist völlig normal und vom Körper so vorgesehen. Den ganzen Tag nehmen die Abermillionen Nervenzellen, die auf der Riechschleimhaut in unserer Nase sitzen, Gerüche wahr und leiten die entsprechenden Informationen an das Gehirn weiter. Weil das Schwerstarbeit ist, passiert das abwechselnd mal in der einen, mal in der anderen Nasenmuschel. Und auf der Seite, die Pause hat, schwillt die Schleimhaut etwas an, um sich zu regenerieren. Dieser sogenannte Nasenzyklus funktioniert ganz ohne unser Zutun.

Durchbrich diesen Zyklus für ein paar Momente ganz bewusst mit der vereinfachten Form der Wechselatmung, einer Atemübung aus dem Yoga, bei der abwechselnd durch die Nasenlöcher geatmet wird. Nimm hierzu eine bequeme, aber trotzdem aufrechte Sitzposition ein und schließe die Augen. Atme dann erst einige Male durch das eine, dann durch das andere Nasenloch ein und aus, während du das jeweils andere mit dem kleinen Finger zuhältst. Diese kleine Atemübung soll dir neben einer gewissen Entschleunigung vor allem einen kleinen Energieschub verschaffen.

PROFI-TIPP

Kombiniere die Wechselatmung mit der Zählmethode, die du von der 4711-Methode kennst. Wenn du schon etwas Übung hast, kannst du die Wirkung verstärken, indem du entweder kurze Atempausen einlegst oder die Schwierigkeit noch weiter erhöhst, indem du im Wechsel durch das eine Nasenloch ein- und nach einer kurzen Pause durch das andere Nasenloch wieder ausatmest.

Affirmation des Tages

EINFACH MAL WEGATMEN, DEN GANZEN STRESS …

Wie oft habe ich den Jungbrunnentipp ausprobiert?

Hat der Jungbrunnentipp funktioniert?

- ○ gut, weil
- ○ nicht so gut, weil
- ○ überhaupt nicht, weil

Wie könnte eine Alternative für mich aussehen?

Samstag

«Da bleibt mir die Luft weg!» «Ich bekomme gleich Schnappatmung.» «Puh, jetzt muss ich aber erst mal Luft holen.» Wie oft hast du das so oder ähnlich in letzter Zeit gedacht bzw. gefühlt? Damit bist du nicht allein: Das fortwährende Stakkato, mit dem die Anforderungen des Alltags an unsere Tür klopfen, macht uns allen mehr oder weniger zu schaffen. Und auch, wenn wir das oft nicht realisieren, lässt sich das überdeutlich an unserer Atmung ablesen. Das ist eigentlich kein großes Geheimnis, wie nicht nur die oben zitierten Redewendungen verdeutlichen. Diese halten uns aber nicht nur den Spiegel vor, sondern auch die Lösung parat: «Einmal kurz durchatmen», dann klappt's auch mit dem «langen Atem».

Verstehe deine Atmung bewusst als kontinuierliche Achtsamkeitsübung. Indem du sie aufmerksam wahrnimmst und durch Übungen schulst, kannst du Stress, Nervosität und sogar Angst aktiv etwas entgegensetzen. Es gibt unzählige Übungen, einige haben wir dir vorgestellt. Das Wichtigste ist und bleibt allerdings: Ausdauer und Beständigkeit. Übe vor allem die Bauchatmung, bis sie wieder ein Bestandteil deines normalen Atemmusters wird. Nutze darüber hinaus die Macht von Atemritualen, die dir in jeder Situation zur Verfügung stehen und ohne jegliche Hilfsmittel auskommen. Ruhe, Kraft Konzentration, Energie – das ist alles nur ein paar Atemzüge weit entfernt.

PROFI-TIPP

Beginne und beende den Tag mit einem Atemritual, indem du dich morgens nach dem Aufstehen und abends vor dem Zubettgehen eine Minute ans offene Fenster stellst und mit geschlossenen Augen tief ein- und ausatmest. Gerade in turbulenten Zeiten schaffst du dir dadurch einen mentalen Rückzugsort, an dem du zwischendurch Ruhe und Kraft tanken kannst.

Affirmation des Tages

WIE DU ATMEST, SO LEBST DU.

Wie oft habe ich den Jungbrunnentipp ausprobiert?

Hat der Jungbrunnentipp funktioniert?

- ○ gut, weil
- ○ nicht so gut, weil
- ○ überhaupt nicht, weil

Wie könnte eine Alternative für mich aussehen?

TAG 7 – SONNTAG – REFLEXION

Sonntag ist Ruhetag und, wie du es schon von den letzten Wochen gewohnt bist, ein Tag, um dir deine Erfolge und Stolperfallen anzuschauen – und, im wahrsten Sinne des Wortes, durchzuatmen.

Ist bei mir heute die Luft raus oder noch Luft nach oben?

Wie viel Einfluss haben die Atemübungen auf meine Stimmung? Und wie wirken sie sich auf mein Wohlbefinden aus?

Welche Jungbrunnentipps zu Atmung haben mir gutgetan?

#1	1	○	○	○	○	○	○	○	○	○	○	10
#2	1	○	○	○	○	○	○	○	○	○	○	10
#3	1	○	○	○	○	○	○	○	○	○	○	10
#4	1	○	○	○	○	○	○	○	○	○	○	10
#5	1	○	○	○	○	○	○	○	○	○	○	10
#6	1	○	○	○	○	○	○	○	○	○	○	10

Welche Jungbrunnentipps zu Atmung passen gut in meinen Alltag?

#1	1	○	○	○	○	○	○	○	○	○	○	10
#2	1	○	○	○	○	○	○	○	○	○	○	10

#3	1	○	○	○	○	○	○	○	○	○	10
#4	1	○	○	○	○	○	○	○	○	○	10
#5	1	○	○	○	○	○	○	○	○	○	10
#6	1	○	○	○	○	○	○	○	○	○	10

Welche Jungbrunnentipps zu Atmung möchte ich zu einem anderen Zeitpunkt, z. B. im Urlaub, noch einmal in Angriff nehmen?

Welche drei (oder mehr) neuen Gewohnheiten und Routinen möchte ich mit in die nächste Woche nehmen?

Welche eigenen Ideen habe ich, die gut zu mir und meinem Alltag passen?

SO

Was könnte mir dabei helfen, die Bauchatmung zu einem dauerhaften unwillkürlichen Bestandteil meiner Atmung zu machen?

In welchen Situationen könnten mir gezielte Atemübungen helfen?

Wöchentliche Notizen und Gedanken

Affirmation der Woche

JUST BREATHE!

Für weitere Tipps zum Thema «Atmung»
scanne einfach diesen QR-Code mit deinem Handy.
Alternativ gib www.jungbrunnenapp.de/atmung
im Webbrowser ein.

FAKTOR 6

ENTSPANNUNG – IN DER RUHE LIEGT DIE KRAFT

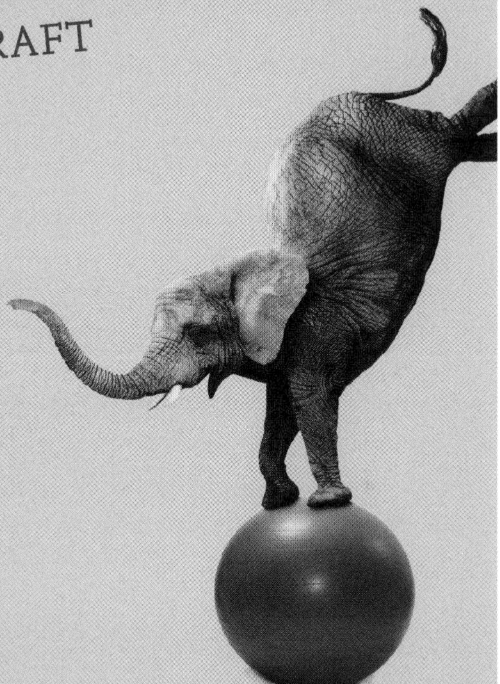

Aus dem Alltag

Hans (58) ist immer am Ball. Als Selbständiger arbeitet er «selbst und ständig» – aus Überzeugung und weil es ihm Spaß macht. Auch in seiner Freizeit und am Wochenende packt er gerne an: Wohnzimmer tapezieren, Parkett verlegen, den Anhänger voll Sperrmüll zur Deponie bringen – Freunde und Bekannte wissen, dass sie auf Hans' Hilfsbereitschaft zählen können. Außerdem trainiert er einmal in der Woche mit seiner Fußballmannschaft, die sich im letzten Jahr sogar den Meistertitel bei den «Supersenioren» geholt hat. Eine auch abseits des Rasens sehr treffende Zuschreibung, findet Hans.

Seit sein bester Freund, ein Energiebündel so wie Hans selbst, letztens unerwartet einen leichten Herzinfarkt erlitten hat, ist er ins Grübeln gekommen. Dieses dauernde Volldampfgeben fordert früher oder später seinen Tribut, schwant ihm. Hin und wieder mal vom Gaspedal zu gehen, täte ihm vermutlich gut. Beim Fußball legt er ja auch keinen 90-minütigen-Sprint hin, sondern teilt sich seine Kräfte ein. Aber wenn er ehrlich ist, hat er keinen blassen Schimmer, wie er das anstellen soll. Die Hände in den Schoß legen und gar nichts tun – bei aller Liebe, das kann er nicht.

Also, einen Gang runterschalten? Okay! Aber hätte da vielleicht jemand mal so etwas wie eine Anleitung?

ENTSPANNUNG – GELASSEN, AUSGEGLICHEN UND GESUND

Sich eine Auszeit gönnen, sich Zeit für sich nehmen, sich mal nur um sich selbst kümmern, sich dem Trubel entziehen ... Ist dir schon einmal aufgefallen, wie sehr diese Formulierungen nach einer Ausnahme statt nach einer Selbstverständlichkeit klingen? Und je nachdem, wie man gestrickt ist, hört man darin vielleicht sogar auch den Vorwurf eines unangemessenen Egoismus.

Wir leben in einer Gesellschaft, in der Umtriebigkeit und Arbeitseifer zu den erstrebenswerten Eigenschaften einer Person gehören. Von klein auf lernen wir, uns über Leistung zu definieren: Erst die Arbeit, dann das Vergnügen. Im Umkehrschluss bewerten wir Pausen, Erholung und Besinnung als *nice to have*: Annehmlichkeiten, die das Leben zwar schöner machen, die wir uns aber auch erst erarbeiten müssen, weil sie keinesfalls selbstverständlich sind.

Über die eigenen Grenzen hinausgehen, die Freizeit opfern, die eigenen Bedürfnisse der Arbeit unterordnen – wer beruflichen Erfolg und gesellschaftlichen Status anstrebt, kann sich dem kaum entziehen. Denn: ohne Fleiß kein Preis! Aber ist es nicht perfide, dass uns 60-Stunden-Wochen, Nachtschichten im Büro und unbezahlte Überstunden völlig normal vorkommen und eher Grund für Bewunderung als Anlass zur Sorge sind?

Und damit längst nicht genug: In unserer knappen Freizeit müssen bzw. wollen wir dann noch Freunden und Familie gerecht werden, den Haushalt wuppen, eine Trendsportart betreiben und sonstigen ausgefallenen Hobbys nachgehen. Kein Wunder, dass immer mehr Menschen sich von ihrem Alltag überfordert fühlen. Seit Jahren steigt die Zahl der Menschen, die von Burnout betroffen sind. Ein Begriff, mit dem sich heutzutage je nach Umfrage fast ein Drittel der arbeitenden Bevölkerung identifizieren kann. Als medizinische Diagnose heißt das dann «Probleme verbunden mit Schwierigkeiten bei der Lebensbewältigung» oder «Erschöpfungssyndrom».

Obwohl – oder gerade weil – bei dieser Entwicklung kein Ende in Sicht scheint, findet allmählich ein Umdenken statt. Langsam, aber sicher wächst die Einsicht, dass uns eine fortwährende Dauerbelastung in Beruf- und Privatleben krank machen kann. Der Gegenentwurf sieht vor, ein verträgliches Gleichgewicht herzustellen und einzuhalten. Eigentlich eine Selbstverständlichkeit, sollte man meinen. In diesem Zusammenhang ist dann häufig von der *Work-Life-Balance* die Rede. Eine Balance von Arbeit und Leben hört sich im ersten Moment toll an, greift aber von der Idee dann doch zu kurz. *Work* und *Life* als Gegensatzpaar zu verstehen, während wir einen großen Teil unseres Lebens bei der Arbeit verbringen, birgt schon eine gewisse Ironie, oder?

Davon abgesehen ist es natürlich mehr als sinnvoll, wenn wir sämtliche Bereiche unseres Lebens – und eben nicht nur Arbeits- und Privatleben – in Einklang miteinander bringen. Als Konzept heißt das *Life-Domain-Balance* und liefert einen wichtigen Ansatz, um die vielen Anforderungen des Alltags unter einen Hut zu bekommen, ohne psychisch oder körperlich zu erkranken. Der Kerngedanke besteht darin, dass wir sämtliche Lebensbereiche austarieren, sodass sie sich die Waage halten und keiner von ihnen Übergewicht bekommt. Im Idealfall ergänzen sie sich so gut, dass sie sich gegenseitig stützen.

Bei vielen von uns ist dieses Gleichgewicht allerdings gestört, ob wir das nun bewusst wahrnehmen oder gelernt haben, es als Dauerzustand hinzunehmen. Der krampfhafte Versuch, immerzu sämtliche Bälle in der Luft zu halten, gerät zu einer Dauerbelastungsprobe für Körper und Geist. Bei einer solchen permanenten Anspannung ohne Möglichkeit zur Ent-Spannung bleiben Überlastung und/oder «Material»-Ermüdung nicht aus. Eigentlich logisch. Das ist bei unserer Psyche nicht anders als bei unseren Muskeln, deren Fasern sich zusammenziehen und wieder lockern, um Bewegung zu ermöglichen. Sind sie jedoch dauerhaft angespannt, kommt es irgendwann unweigerlich zu Schmerzen und Verhärtungen. Und genauso ist es, im übertragenen Sinne, bei unserer Psyche.

Eine der Quellen, aus denen unser Körper Kraft schöpft und nach Möglichkeit Reserven aufbaut, ist regelmäßiger und erholsamer Schlaf (siehe auch S. 99). Doch angesichts eines Lebensstils, der eben nicht nur während der Arbeitszeit, sondern auch während der Freizeit vollen Einsatz verlangt, tun wir gut daran, darüber hinaus für Momente der Ruhe und Entspannung zu sorgen.

Doch wie entzieht man sich dem Gefühl, andauernd *performen* und liefern zu müssen? Noch dazu, wo wir Smartphone & Co. sei Dank nicht nur ständig erreichbar, sondern auch einer nicht abreißenden Flut von Informationen ausgesetzt sind? Das ist nicht zuletzt eine Frage der Persönlichkeit, der einen fällt es leichter, dem anderen schwerer, das Telefon ins Leere piepen zu lassen. Außerdem ist die Toleranz für Stress und Leistungsdruck von Mensch zu Mensch verschieden stark ausgeprägt. Was bleibt, ist ein zunehmendes Grundrauschen in unserem Alltag. Und je lauter es wird, desto dringender brauchen wir Freiräume, wo wir ihm für eine Zeitlang entgehen. Solltest du beim Lesen gerade den Kopf schütteln und denken, das betrifft dich nicht: Es tut Körper und Seele gut, die Reize zu reduzieren, die unablässig von außen auf uns einprasseln. Auch *deinem* Körper und *deiner* Seele.

Stress ist aus evolutionsbiologischer Sicht als Notfallprogramm gedacht, das uns ermöglichen soll, in Gefahrensituationen schnell zu reagieren und bei Bedarf zeitweise (!) über die eigenen Grenzen hinauszugehen. Sinne und Muskeln sind zum Zerreißen gespannt, Atmung und Puls rasen, Energiereserven werden mobilisiert – alles ist auf Flucht oder Kampf ausgerichtet. Wird daraus jedoch der Normalzustand, leben wir schlicht und ergreifend über unsere eigenen Verhältnisse. Dann reichen die Regenerationsphasen nicht mehr, um Körper und Psyche nennenswert Energie tanken zu lassen, erst recht nicht, wenn sie so knapp bemessen sind, wie bei den meisten von uns.

Gegen die Langzeitfolgen von Dauerstress helfen zwei Dinge. Erstens: So oft wie möglich den Turbo rausnehmen, damit die Akkus nicht so schnell leer sind. Zweitens: Regelmäßig und bewusst Pausen einlegen, um die Akkus wieder aufzuladen. Und zwar nicht erst dann, wenn der Motor ins Stocken gerät. Denn wer nicht dauernd auf Reserve fährt, hat einen größeren Puffer, wenn es dann doch mal wieder hoch hergeht. Wir tendieren dazu, die Entspannung auf ein Wellness-Wochenende in ferner Zukunft oder den jährlichen Sommerurlaub zu verschieben, tun uns damit allerdings letztlich keinen Gefallen.

Stattdessen empfiehlt es sich, genügend Ruhepausen in den ganz normalen Tagesablauf einzuplanen. Das mag lästig und aufwendig erscheinen und am Anfang etwas Organisationsaufwand erfordern. Wer die Hürde aber erst einmal genommen hat, wird auf lange Sicht dankbar für den Energiespeicher und den Stresspuffer sein, die dadurch aufgebaut werden.

Wer gezielt entspannen, zur Ruhe kommen, auftanken möchte, kann auf einen beachtlichen Fundus verschiedener Techniken und Methoden zurückgreifen. So kann wirklich jede und jeder sich aussuchen, was am besten zu ihr oder ihm passt, und dabei die eigene körperliche Verfassung und persönliche Vorlieben berücksichtigen. Von Autogenem Training und Meditation bis hin zu Qigong und Yoga: Es ist garantiert auch etwas für dich dabei. Nimm dir die Zeit, etwas zu finden, das für dich passt. Die Entspannung soll dich schließlich keine Überwindung kosten oder gar stressen. Das würde den Gedanken ja *ad absurdum* führen.

Wenn dir eine wie auch immer «angeleitete» Entspannung nicht zusagt, bist du vielleicht der Typ für die üblichen Verdächtigen: Musik hören, kreativ werden, in der Natur sein. Alles Dinge, die man allein und komplett nach eigenem Gusto machen kann. Sollte deine innere Stimme gerade laut «Ja, genau!» rufen, dann höre auf sie und widme dich diesen Dingen! Nicht nebenbei und nicht sporadisch – sondern ganz bewusst und am besten in einem regelmäßigen, festgelegten Rhythmus.

Hilft es dir zu wissen, dass du dich mit deinem Wunsch nach etwas Zeit allein in bester Gesellschaft befindest? Das ist eine ganz natürliche Reaktion auf die vielen sozialen Interaktionen, die unseren Alltag bestimmen. Wir sind zwar soziale Wesen und auf den Kontakt mit unseren Mitmenschen angewiesen. Verlieren wir darüber jedoch den Kontakt zu uns selbst, haben wir nichts dabei gewonnen.

Niemand weiß besser als du, welche Art von Pausen du brauchst. Du hast also nicht nur das Recht, sondern sogar die Pflicht, deine Auszeiten so zu gestalten, wie sie dir, dir ganz persönlich, guttun. Mach dir vor allem klar, dass Pausen und Regenerationsphasen kein Luxus sind, sondern ein physiologisches Grundbedürfnis darstellen, das sich nachweislich positiv auf deine Gesundheit auswirkt. Von dem fetten Plus an Ausgeglichenheit, Zufriedenheit und Lebensqualität ganz zu schweigen.

Entspann dich!

JUNGBRUNNENTIPPS FÜR EINEN ENTSPANNTEN ALLTAG

SCHRITT 1: Mach dir bewusst, wie gestresst du bist und in welchen Situationen du eine besondere Anspannung verspürst: bei der Arbeit, nach Feierabend, am Wochenende. Hierbei hilft dir die Tabelle auf der folgenden Seite. Nimm dir Zeit, sie ehrlich auszufüllen und möglichst alles zu berücksichtigen – von den zusammengekniffenen Augenbrauen vor dem Computer über die hochgezogenen Schultern beim Abendessen bis zum ungeduldigen Trommeln mit den Fingern auf den Tisch beim Telefonat mit deiner Freundin oder deinem Bruder. Sei ehrlich, ohne dein Verhalten zu bewerten. Die Tabelle tut es auch nicht. Vielleicht bekommst du dann ja schon eine leise Ahnung, wo du die Zügel lockerer lassen könntest.

SCHRITT 2: Entdecke die Stellschrauben, an denen du drehen kannst, und entwickle Routinen, um bewusst zur Ruhe zu kommen und Kraft zu tanken. Für die nächsten sechs Tage schlagen wir dir je einen Jungbrunnentipp pro Tag zum Ausprobieren vor und erklären dir kurz, wieso wir gerade diesen Tipp ausgesucht haben. Für den einen oder anderen musst du vielleicht im Vorfeld eine Kleinigkeit besorgen, lies sie dir deswegen am besten schon jetzt einmal durch.

SCHRITT 3: Du bist dran – auf Los geht's los!

Wie angespannt ich im Alltag bin

WÄHREND DER ARBEIT	WÄHREND DER FREIZEIT/ AM WOCHENENDE
○ gestresst	○ gestresst
○ nervös	○ nervös
○ sprunghaft	○ sprunghaft
○ gereizt	○ gereizt
○ überfordert	○ überfordert
○ unruhig/hektisch	○ unruhig/hektisch
○ ungeduldig	○ ungeduldig
○ ausgelaugt	○ ausgelaugt
○ müde	○ müde
○ körperlich angespannt	○ körperlich angespannt
○ atemlos/kurzatmig	○ atemlos/kurzatmig
○ rasender Puls	○ rasender Puls
○ ausbrechender Schweiß	○ ausbrechender Schweiß
○ hochgezogene Schultern	○ hochgezogene Schultern
○ zusammengekniffene Augen	○ zusammengekniffene Augen
○ ständiger Toilettendrang	○ ständiger Toilettendrang
○ Kopfschmerzen	○ Kopfschmerzen
○	○
○	○

Was hält mich davon ab, in meinem hektischen Alltag bewusst Ruheakzente zu setzen?

Was erhoffe ich mir davon, mich regelmäßig bewusst zu entspannen?

To-do-Liste/Einkaufsliste für die kommende Woche

z. B. Termine für Waldspaziergänge im Kalender blockieren

Montag

Dein Tag ist vollgepackt bis oben hin: Erst die Präsentation beim Kunden, von der ein Riesenauftrag abhängt. Nach der Arbeit dann das Geschenk für den 75. Geburtstag deiner Schwiegermutter besorgen. Wenn du nur an die dazugehörige WhatsApp-Gruppe denkst, wird dir schon anders. Dieses Gepiepe! Nach dem Abendessen hast du mit deiner Freundin telefoniert, die vor einer kniffeligen Lebensentscheidung steht. Und bei den *Tagesthemen* war der Wetterbericht mit der Unwetterwarnung noch die beste Meldung. Wie soll man denn da zur Ruhe kommen und einschlafen?

Die Antwort lautet: Kommunikationsfasten. Entzieh dich der Informationsflut und versuche, dich auf das Wesentliche zu konzentrieren. Schalte die Messenger-Apps auf deinem Smartphone stumm und die Push-Nachrichten aus. Schaue sie zu festgelegten Zeiten an, anstatt sklavisch auf jedes Piepen zu reagieren. Lass die Nachrichten im Fernsehen aus, wenn dich die Bilder von Katastrophen die halbe Nacht verfolgen. Lies stattdessen eine Tages- oder eine Wochenzeitung. Du wirst sehen, du bist trotzdem gut informiert, weil gar nicht so viel Neues passiert. Und drehe mit deiner Freundin eine Runde um den Block – wenn es sein muss am Smartphone, weil sie in einer anderen Stadt wohnt. Dann bekommt ihr beide etwas Bewegung und frische Luft. Beste Voraussetzungen für einen plötzlichen Geistesblitz.

❖ PROFI-TIPP

Wer es sich erlauben kann, sollte sich auch im Beruf der dauernden Erreichbarkeit entziehen und z. B. E-Mails zu festgelegten Zeiten gesammelt abrufen oder in der Pause den Arbeitsplatz verlassen. Wer nicht da ist, kommt auch nicht in die Versuchung, «mal eben» zu helfen oder «kurz» eine Kundenfrage zu beantworten.

Affirmation des Tages

WAS ICH NICHT WEISS, MACHT MICH NICHT HEISS.

Wie oft habe ich den Jungbrunnentipp ausprobiert?

Hat der Jungbrunnentipp funktioniert?

- ○ gut, weil
- ○ nicht so gut, weil
- ○ überhaupt nicht, weil

Wie könnte eine Alternative für mich aussehen?

Dienstag

Wohnst du in der Stadt? Und fährst mit der U-Bahn zur Arbeit in einem großen Gebäudekomplex? Dann ist das einzige Grün, das du im Alltag vermutlich siehst, deine Zimmerpflanze und der Baum auf dem Parkplatz. Oder lebst du auf dem Land und hast vielleicht sogar einen Garten? In dem du bei gutem Wetter deine Feierabendzigarette rauchst oder einmal im Monat widerwillig den Rasen mähst? Wann warst du eigentlich das letzte Mal bewusst in der Natur? Ohne dass man den Straßenverkehr, die streitenden Nachbarn oder den Traktor vorbeifahren hören konnte?

Gönn dir regelmäßig einen ausgedehnten Ausflug ins Grüne. Keine Runde durch den Park, sondern einen langen Spaziergang durch den Wald, bei dem du in die beruhigende Atmosphäre und das schummrige Licht eintauchst, sich die Baumwipfel weit über dir sanft im Wind wiegen, der Boden unter deinen Füßen federnd nachgibt und du die würzige Waldluft tief einatmest und auf dich wirken lässt. Das sogenannte Waldbaden gibt es in Japan, wo es ursprünglich herkommt, sogar auf ärztliches Rezept. Ob die nachweislich positiven gesundheitlichen Effekte nun an der besonderen Zusammensetzung der Waldluft liegen oder an den positiven Assoziationen, die wie ein Placebo wirken – je stärker der Kontrast zu deiner Alltagsumgebung, desto leichter fällt es dir, ganz und gar abzuschalten und zur Ruhe zu kommen.

❖ PROFI-TIPP

Lass dich nicht von vermeintlich schlechtem Wetter abschrecken. Verfolge stattdessen, wie der Wald sich im Wechsel der Jahreszeiten wandelt, und nimm dir ein Beispiel daran, wie die Bäume dem Wind, dem Regen, dem Schnee und der Sonne nicht nur trotzen, sondern sich im Nachgeben stolz behaupten.

Affirmation des Tages

ES GIBT ZWAR KEIN WLAN IM WALD,
ABER EINE VIEL BESSERE VERBINDUNG.

Wie oft habe ich den Jungbrunnentipp ausprobiert?

Hat der Jungbrunnentipp funktioniert?

- ○ gut, weil
- ○ nicht so gut, weil
- ○ überhaupt nicht, weil

Wie könnte eine Alternative für mich aussehen?

Mittwoch

Auf dem Sofa sitzen, in einem Buch schmökern, die Zeit vergessen – das kannst du leider nur im Urlaub. Im Alltag bist du zu abgelenkt: Das Smartphone mit seinen kurzweiligen Videos, Tweets und Posts ist meist nur eine Armlänge entfernt, und im Hinterkopf rattert unablässig eine To-do-Liste vor sich hin, von A wie «Anmeldefrist Workshop» bis Z wie «Zahnarzttermin». Da abzuschalten ist nicht so einfach. Und auch wenn unser Zuhause ein Zufluchtsort ist, lauern dort zu viele Dinge, deren Anblick uns lautlos, aber nicht weniger vorwurfsvoll daran erinnert, dass es da noch etwas zu erledigen gäbe …

Mach es dir leichter, indem du dir einen Rückzugsort suchst oder schaffst, an dem du die Welt regelmäßig für eine gewisse Zeit ganz bewusst aussperren kannst. Das könnte ein Schrebergarten sein, eine versteckt liegende Bank im Park, ein bestimmter Sessel in deinem Zuhause – Hauptsache, du lässt alles zurück, was dich ablenkt, und machst die Tür hinter dir zu, ob nun im übertragenen Sinne oder wortwörtlich. Schalte das Smartphone in den Flugmodus und überlege dir vorher, womit du dich am besten aus dem Gedankenkarussell befreien kannst. Unkraut jäten, Sudoku lösen, ein Hörbuch hören … Du wirst staunen, wie schnell dein Kopf aufhört, dir dazwischenzuquatschen, wenn du ihm signalisierst, dass er jetzt wirklich und ernsthaft Pause hat.

PROFI-TIPP

Probiere doch mal aus, ob Sauna etwas für dich ist. Hier ist alles auf Entschleunigung und Entspannung ausgelegt. In ein Handtuch gewickelt auf einer Liege ruhend, wird es schwer, in hektische Betriebsamkeit zu verfallen. Nicht nur dein Immunsystem wird dir diesen Kurzurlaub danken!

Affirmation des Tages

«GAR NICHTS ERLEBT. AUCH SCHÖN.»

Angeblich Wolfgang Amadeus Mozart, tatsächlich Eugen Egner.

Wie oft habe ich den Jungbrunnentipp ausprobiert?

Hat der Jungbrunnentipp funktioniert?

- ○ gut, weil
- ○ nicht so gut, weil
- ○ überhaupt nicht, weil

Wie könnte eine Alternative für mich aussehen?

JUNGBRUNNENTIPP #4 – *Kreativ werden*

Donnerstag

Wann warst du eigentlich das letzte Mal kreativ, ohne etwas dabei erschaffen zu *müssen,* also ohne damit ein wie auch immer geartetes Ziel zu verfolgen? *Kreativ* ist dabei auch nicht im geistigen Sinne gemeint, etwa im Sinne von Ideen entwickeln, eine Produktentwicklung vorantreiben, Texte schreiben, Rezepte erfinden – sondern meint *kreativ mit deinen Händen.* Wann hast du zuletzt gepuzzelt, gemalt, getöpfert, gehandarbeitet oder Blumen gepflanzt? Einfach nur so, aus Spaß an der Sache, ohne Ehrgeiz oder Erfolgsdruck?

Sicher, Nähen und Sticken ist nicht jedermanns Sache, und wenn du keine Lust hast, einen Töpferkurs zu besuchen – schön und gut. Aber hast du es mal mit Malen und Zeichnen versucht? Keine Angst, hier geht es nicht darum, kunstvolle Aquarelle oder filigrane Strichzeichnungen zu erschaffen, sondern genussvoll und intentionslos mit Farben, Formen und Mustern zu experimentieren. Du wirst sehen, wie entspannend das wirkt, weil Gedanken und Körper zur Ruhe kommen – nicht umsonst wird dem Malprozess im Rahmen einer Kunsttherapie eine heilende Wirkung nachgesagt. Probiere es aus: Schnapp dir ein paar bunte Stifte und leg einfach los!

PROFI-TIPP

Vielleicht besorgst du dir eines der vielen Ausmalbücher für Erwachsene oder lädst dir ein paar der zahlreichen Mandala-Vorlagen aus dem Internet herunter? Dann Handy aus, schöne Hintergrundmusik oder ein Hörspiel an – und einfach treiben lassen!

Affirmation des Tages

«KREATIVITÄT IST INTELLIGENZ, DIE SPASS HAT.»

Albert Einstein

Wie oft habe ich den Jungbrunnentipp ausprobiert?

Hat der Jungbrunnentipp funktioniert?

- ○ gut, weil
- ○ nicht so gut, weil
- ○ überhaupt nicht, weil

Wie könnte eine Alternative für mich aussehen?

Freitag

Mit dem Weckerklingeln geht es bei dir Schlag auf Schlag: Das Frühstück besteht aus einem *Coffee to go*. Auf dem Weg zur Arbeit gehst du in Gedanken durch, was alles ansteht. Deine Aufgabenliste ist so prall gefüllt, dass du die Mittagspause ausfallen lässt. Endlich Feierabend – obwohl, Grund zu feiern gibt's da weniger: Zu Hause warten schon der verstopfte Abfluss, das Telefonat mit der Versicherung und die dreckige Wäsche. Den lieben langen Tag kreisen deine Gedanken um das, was noch erledigt werden muss. Ganz ehrlich, die Momente, in denen du den Kopf frei hattest und an etwas Schönes gedacht hast, kannst du an einer Hand abzählen, oder? Kein Wunder, dass die Laune mürrisch auf der Kellertreppe hockt.

Lass dich einmal am Tag von deinen Gedanken an einen Ort versetzen, an dem du dich wohl, zufrieden und geborgen fühlst. Schließ dabei die Augen, richte deine Aufmerksamkeit nach innen und versuch deine Phantasiereise mit allen Sinnen zu genießen: Spüre die Sommersonne auf deiner Haut, rieche die salzige Meeresbrise, spüre das kalte klare Wasser des Bergbachs durch deine Finger rinnen, höre das Rauschen der Baumwipfel im Wald. Du wirst sehen, nach einiger Zeit stellt sich die Entspannung von ganz allein ein. Dieses Phänomen ist ein grundlegender Bestandteil der Meditation und funktioniert nach demselben Prinzip auch bei solchen Wahrnehmungsübungen.

PROFI-TIPP

Nutze offene Zeitfenster, die du sowieso nicht «produktiv» nutzen kannst, für eine Reise zu deinem Happy Place*: beispielsweise im Wartezimmer oder bei der S-Bahn-Fahrt zur Arbeit. Oder mach daraus dein ganz persönliches Einschlafritual, das dich sanft ins Land der Träume befördert.*

Affirmation des Tages

«ENTSPANNE DICH. LASS DAS STEUER LOS.
TRUDLE DURCH DIE WELT. SIE IST SO SCHÖN.»

Kurt Tucholsky

Wie oft habe ich den Jungbrunnentipp ausprobiert?

Hat der Jungbrunnentipp funktioniert?

- ○ gut, weil
- ○ nicht so gut, weil
- ○ überhaupt nicht, weil

Wie könnte eine Alternative für mich aussehen?

FR

Samstag

Du gehörst nun wirklich nicht zu denen, die zum Lachen in den Keller gehen. Das ist schon mal gut! Lachen wirkt nämlich tatsächlich wie Medizin. Trotzdem, auch du hast mal einen schlechten Tag. Oder Ärger mit dem Kollegen oder der Chefin. Das Klügste in dieser oder einer vergleichbaren Situation wäre es, den Vorkommnissen keinen großen Raum zu geben und sich auf die wesentlichen Dinge zu konzentrieren. Wenn das nur immer so einfach wäre! Aber wohin mit dem angestauten Ärger und dem Frust? Du möchtest ihn ja nicht auch noch mit nach Hause nehmen oder ihn in dich reinfressen …

Such dir für solche Gelegenheiten einen Ort, an dem du regelmäßig vorbeikommst. Ob auf dem Nachhauseweg, bei der Gassi-Runde mit dem Hund oder auf dem Weg zum Bäcker. Dann guck dir einen Baum, eine Hecke, eine Laterne aus – und erklär diesen Ort zu deinem persönlichen Misthaufen für negative Gefühle. Hier kannst du in Gedanken fluchen, bis du dir Luft verschafft hast. Oder du nutzt den Waldspaziergang, um dir alles mit einem lauten Wutschrei von der Seele zu brüllen. Das ersetzt keine konstruktive Auseinandersetzung bei gravierenden Problemen und Konflikten. Es trägt aber seinen bescheidenen Teil zur Psychohygiene bei.

PROFI-TIPP

Verstau vor dem Zubettgehen alle Sorgen, Ängste und sonstigen negativen Gefühle in Gedanken in einem Rucksack und stelle ihn in eine weit entfernte Ecke. Lass sie dort stehen – und am besten auch gleich verrotten –, anstatt sie mit ins Bett zu nehmen. Du wirst sehen, wie viel entspannter du schläfst.

Affirmation des Tages

«DER ÄRGER IST ALS GEWITTER, NICHT ALS DAUERREGEN GEDACHT; ER SOLL DIE LUFT REINIGEN UND NICHT DIE ERNTE VERDERBEN.»

Ernst R. Hauschka

Wie oft habe ich den Jungbrunnentipp ausprobiert?

Hat der Jungbrunnentipp funktioniert?

- ○ gut, weil
- ○ nicht so gut, weil
- ○ überhaupt nicht, weil

Wie könnte eine Alternative für mich aussehen?

SA

Eine weitere Woche des Jungbrunnenformel-Programms liegt nun hinter dir. Ich hoffe, du konntest einige der Tipps umsetzen und dir hier und da kleine Entspannungsinseln im Alltag schaffen. So gehst du Schritt für Schritt in Richtung eines ausgeglichenen, gesunden und vitalen Lebensstils! Blicke auf das Erreichte zurück:

In welcher Stimmung bin ich? Und von welchen Faktoren hängt sie ab?

Wie gut kann ich mit Hilfe gezielter Übungen entspannen? Und auf welche Art von Übung spreche ich besonders gut an?

Welche Jungbrunnentipps zu Entspannung haben mir gutgetan?

#1	1	○	○	○	○	○	○	○	○	○	10
#2	1	○	○	○	○	○	○	○	○	○	10
#3	1	○	○	○	○	○	○	○	○	○	10
#4	1	○	○	○	○	○	○	○	○	○	10
#5	1	○	○	○	○	○	○	○	○	○	10
#6	1	○	○	○	○	○	○	○	○	○	10

Welche Jungbrunnentipps zu Entspannung passen gut in meinen Alltag?

#1	1	○	○	○	○	○	○	○	○	○	10
#2	1	○	○	○	○	○	○	○	○	○	10

#3	1	○	○	○	○	○	○	○	○	○	○ 10
#4	1	○	○	○	○	○	○	○	○	○	○ 10
#5	1	○	○	○	○	○	○	○	○	○	○ 10
#6	1	○	○	○	○	○	○	○	○	○	○ 10

Welche Jungbrunnentipps zu Entspannung möchte ich zu einem anderen Zeitpunkt, z. B. im Urlaub, noch einmal in Angriff nehmen?

Welche drei (oder mehr) neuen Gewohnheiten und Routinen möchte ich mit in die nächste Woche nehmen?

Welche eigenen Ideen habe ich, die gut zu mir und meinem Alltag passen?

Welche Methoden und Techniken könnten mir dabei helfen, zu einer dauerhaft entspannten Lebenseinstellung zu finden?

Aus welchem Repertoire an Entspannungsübungen könnte ich schöpfen, wenn der Alltag mich zu überfordern droht?

Wöchentliche Notizen und Gedanken

Affirmation der Woche

GIB JEDEM TAG DIE CHANCE,
DER SCHÖNSTE DEINES LEBENS
ZU WERDEN!

*Für weitere Tipps zum Thema «Entspannung»
scanne einfach diesen QR-Code mit deinem Handy.
Alternativ gib www.jungbrunnenapp.de/entspannung
im Webbrowser ein.*

FAKTOR 7

SOZIALE KONTAKTE –
GEMEINSAM JUNG BLEIBEN

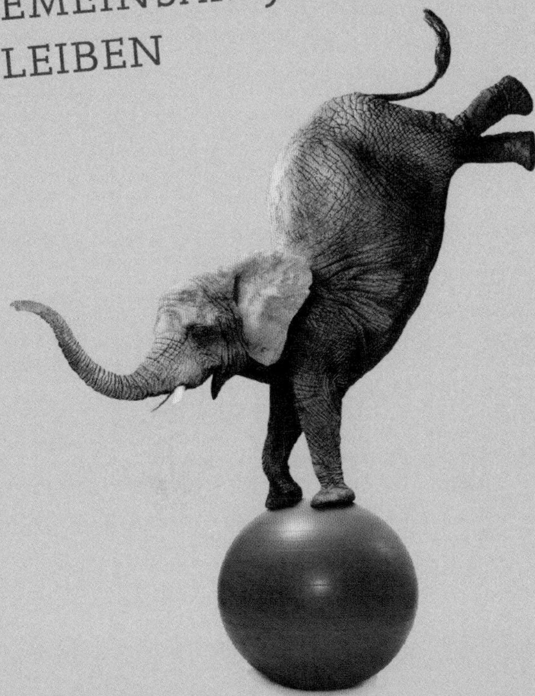

Aus dem Alltag

Karin (65) und Karl (67) kennen sich schon seit ihrer Jugend. Sie hatten damals einen großen Freundeskreis und waren immer vorne mit dabei, wenn es um Geburtstagspartys, Wohnungseinweihungen oder Polterabende ging – kein Wochenende, an dem sie nicht zu einer Feier eingeladen gewesen wären. Dann aber stellte sich so langsam der berufliche Erfolg ein, gleichzeitig bauten sie ein Haus und bekamen drei Kinder. Als auch noch die eigenen Eltern immer mehr Unterstützung brauchten, hatte der Alltag sie fest im Griff. Da blieb nicht mehr viel Zeit für anderes, weder für Hobbys noch für die vielen Freundschaften.

Vor kurzem ist Karin in Rente gegangen, Karl arbeitet schon seit zwei Jahren nicht mehr. Trotzdem haben sie nicht das Gefühl, zum alten Eisen zu gehören. Andererseits müssen die beiden zugeben, dass ihnen das eine oder andere längst nicht mehr so flott von der Hand geht wie früher, und hier und da scheinen ihre grauen Zellen so langsam ihren Dienst quittieren zu wollen. Sie merken außerdem, dass ihnen nun, da die Kinder schon lange aus dem Haus und sie in Rente sind, die sozialen Kontakte fehlen.

Dagegen muss man doch etwas machen können? Ganz nach dem Motto: «Entscheide selbst, wie alt du bist!» Aber was?

SOZIALE KONTAKTE – DAS JUNGBRUNNENPOTENZIAL DER ANDEREN

In dem Film *Cast Away – Verschollen* (2000) sitzt Chuck Noland, gespielt von Tom Hanks, nach einem Flugzeugabsturz vier Jahre lang auf einer einsamen Südseeinsel fest. Als einziger Kontakt dient ihm ein Volleyball, dem er ein Gesicht aufmalt und zu dem er über die Zeit eine enge Bindung aufbaut. So absurd das klingen und im Film mitunter auch aussehen mag – Chuck hilft diese imaginierte Gesellschaft, die Isolation zu überstehen.

Wir Menschen brauchen andere Menschen. Manchen ist ein großer Freundeskreis wichtig, andere pflegen lieber wenige, dafür aber sehr intensive Kontakte. So oder so: Ohne ein Mindestmaß an menschlichen Kontakten und sozialem Miteinander können und wollen die meisten Menschen nicht leben.

Schon ein kurzer Blick zurück in die Menschheitsgeschichte zeigt, dass «der Mensch» sich nicht als Individuum, sondern in der Gruppe erfolgreich behaupten konnte. Dass man sich gemeinsam besser gegen Fressfeinde und andere Gefahren zur Wehr setzen kann, lässt sich in der Natur überall ablesen. Vom Einzeller bis hin zum Homo sapiens: Ob niedrigschwellige Arbeitsteilung oder hochkomplexe Gesellschaftsform, der Zusammenschluss von Individuen zieht sich als Erfolgsgeschichte durch die Evolution.

Schutz vor dem Säbelzahntiger ist zwar schon länger kein Thema mehr für uns, aber auch genug zu essen, ein Dach über dem Kopf oder etwas zum Anziehen stellen körperliche Grundbedürfnisse dar, die in der Gruppe einfacher zu stillen sind. Das ist aber nur die eine Seite der Medaille. Denn als soziale Wesen, die wir nun mal sind, ist auch die emotionale Nähe zu anderen Menschen schlicht und ergreifend überlebenswichtig für uns. Wer schon einmal länger oder ernsthaft krank war oder sich in einer anderweitigen Notsituation befunden hat, wird vermutlich in den Chor einstimmen und ein Loblied auf Familie und/oder Freunde singen. Es ist sogar medizinisch nachgewiesen: Eingebettet in ein stabiles Umfeld verbessert sich die Prognose, und zwar völlig unabhängig von der Diagnose. Genauso, wie Schmerzen und Krankheiten sich *de facto* schlimmer anfühlen, wenn wir das Gefühl haben, damit «mutterseelenallein» dazustehen.

Ein Mangel an zwischenmenschlichen Kontakten kann sich auf unsere Gesundheit sogar ähnlich negativ auswirken wie Rauchen, zu viel Alkohol, zu wenig Bewegung und Übergewicht. Und wenn wir uns von anderen Menschen zurückgewiesen fühlen, wird unser Schmerzzentrum im Gehirn genauso aktiviert wie bei einer körperlichen Verletzung. Umgekehrt ist ein soziales Netzwerk einer der Grundpfeiler, auf denen unsere Gesundheit ruht. Dazuzugehören macht uns tatsächlich auf gewisse Weise immun gegen Krankheiten und trägt maßgeblich zu unserer Resilienz bei, das heißt, es stärkt unsere psychische Widerstandsfähigkeit ungemein.

Wie wichtig unsere Mitmenschen für uns und unsere Gesundheit sind, ist uns trotz allem häufig nicht bewusst. Vor allem in jungen Jahren ist der Kontakt zu anderen in erster Linie eine Frage der gesellschaftlichen Einbindung und Teilhabe. In dieser Lebensphase hängen Wohlbefinden, Glück und Zufriedenheit zu einem nicht unerheblichen Teil von der körperlichen Verfassung ab. Das verschiebt sich mit dem Älterwerden: Obwohl der Körper allmählich Verschleißerscheinungen zeigt und erste Wehwehchen auftreten, nimmt die empfundene Lebensqualität nicht etwa ab, sondern sogar zu.

Dieses Phänomen verdankt sich der enormen Anpassungsfähigkeit, die nicht nur unseren Körper, sondern auch unser Gehirn auszeichnet. Sport, Bewegung, Gehirnjogging – werden Körperzellen beansprucht, reagieren sie entsprechend und aktivieren selbst im fortgeschrittenen Alter noch erstaunliche Reserven. Es liegt also an uns, mit Hilfe eines aktiven Lebensstils möglichst viel aus unseren genetischen Voraussetzungen «herauszuholen», um zufrieden und gesund älter zu werden.

Solltest du gerade mit deinen vergleichsweise jungen Schultern gezuckt haben, als ginge dich das alles (noch) nichts an – doch, das tut es! Denn ob 30 oder 80 – tatsächliche bzw. empfundene Einsamkeit interessiert sich nicht für dein Alter und kann dich in jeder Lebensphase krank machen. Im Grunde betreiben wir eine Form von aktiver Gesundheitsvorsorge, wenn wir den Kontakt zu Familie, Freunden und Bekannten pflegen – solange es gute, wohltuende und wenig konfliktbelastete Beziehungen sind, versteht sich.

Dieses Miteinander beschränkt sich längst nicht nur auf die soziale Interaktion allein, sondern auch auf die gemeinsame Ausübung sämtlicher Dinge, von denen wir uns ein Gesundheitsplus versprechen. Selbst kochen, mehr Obst und Gemüse essen, weniger Alkohol trinken, eine Runde im Park joggen, mit dem Fahrrad zur Arbeit fahren, auf regelmäßige Pausen achten – gegenseitige Ermunterung und ein gewisses Maß an sozialer Kontrolle helfen dabei, Verhaltensweisen zu ändern und beizubehalten. Und außerdem: Tennis macht zu zweit einfach mehr Spaß!

Eine Sportart, bei der körperliche Fitness und soziale Interaktion ideal ineinandergreifen, ist das Tanzen. Mit jedem Tanzschritt trainieren wir nämlich nicht nur Ausdauer, Gleichgewichtssinn, Muskelkraft und Mobilität, sondern auch unsere grauen Zellen, die Rhythmus und Schrittabfolgen koordinieren. Davon abgesehen entsteht durch die gemeinsame Bewegung zur selben Musik ein Wir-Gefühl. Nicht umsonst spielt das Tanzen in vielen Gesellschaften rund um den Erdball eine wichtige Rolle: Der «Regentanz» der Cherokee, der argentinische Tango, der orientalische Bauchtanz, der andalusische Flamenco, der Haka der Maori, der alpenländische Schuhplattler – obwohl unterschiedlich in ihrem Ursprung, verkörpern all diese Tänze auch eine kulturelle Zugehörigkeit.

Dieses verbindende Element ist natürlich nicht nur dem Tanzen vorbehalten. Wer schon mal in einer Fußballmannschaft gekickt hat oder in einer Schwimmstaffel geschwommen ist, weiß, wovon die Rede ist. Bei sämtlichen Mannschaftssportarten spielt neben dem sportlichen Aspekt immer auch die Gruppendynamik eine Rolle. Der vielgepriesene Mannschaftserfolg ist ein eindrückliches Beispiel dafür, dass die beste individuelle körperliche Leistung nichts ist ohne das Zusammenspiel einer funktionierenden Gruppe.

Hört sich logisch an, trotzdem schreckt dich der Gedanke an Tennisverein, Yogakurs und Fitnessstudio einfach nur ab? Kein Problem, es geht auch mit weniger Verpflichtungen, finanziellem Aufwand oder fremden Menschen. Vielleicht hat deine Nachbarin ja Lust auf eine Runde Joggen? Oder dein Kumpel wartet nur auf jemanden, mit dem er Bouldern gehen kann? Und jede Wette, dass die Enkelkinder sich über einen Fahrradausflug zum Badesee freuen!

Wenn wir mit anderen Menschen in Kontakt treten, profitieren wir durch die soziale Interaktion. Zum einen versichern wir uns dadurch, dass wir noch «zur Herde» dazugehören, zum anderen stimuliert der Austausch unsere grauen Zellen. Dabei gibt es noch einen weiteren Effekt, der eine geradezu therapeutische Wirkung entfalten kann: In welcher Weise und wie oft wir berührt werden, hat einen direkten Einfluss auf unser Wohlbefinden und unsere Gesundheit. Bei jeder Berührung leiten unsere Nervenzellen ans Gehirn weiter, ob sie uns angenehm ist – oder nicht. Legt uns jemand beruhigend die Hand auf den Arm, streichelt uns liebevoll über die Wange, umarmt uns tröstend oder hält einfach nur unsere Hand, dann beginnt unser Körper mit der Produktion bestimmter Hormone, die unser Wohlgefühl steuern.

So wird beispielsweise Oxytocin freigesetzt, ein Hormon, das unser Zusammenleben mit anderen Menschen maßgeblich beeinflusst. Es stärkt die zwischenmenschliche Bindung, allen voran zwischen Paaren sowie zwischen Eltern und Kindern, es hilft uns dabei, anderen Menschen zu vertrauen, es baut Stress, Angst und Aggressionen ab, und es sorgt mit dafür, dass wir uns in andere hineinversetzen können. Gleichzeitig reagieren wir stärker auf unsere körpereigenen Endorphine, wodurch sich einerseits unsere Atmung und unser Herzschlag beruhigen und andererseits Stresshormone wie Cortisol abgebaut werden. Den Partner oder die Partnerin küssen, mit dem Enkelkind kuscheln, den Kumpel beim nächsten Treffen mal herzlich umarmen oder der Nachbarin die Hand auf die Schulter legen, wenn sie die Post vorbeibringt – kleine Gesten erhalten nicht nur die Freundschaft, sondern verlängern auch unser Leben.

Spricht also alles dafür, sich mal wieder (häufiger) unter die Leute zu mischen!

JUNGBRUNNENTIPPS, WIE WIR DANK SOZIALER KONTAKTE JUNG UND GESUND BLEIBEN

SCHRITT 1: Mach dir bewusst, welche sozialen Kontakte du hast und pflegst: bei der Arbeit, in der Familie, im engeren Freundes- und im weiteren Bekanntenkreis. Hierbei hilft dir die Tabelle auf der folgenden Seite. Nimm dir Zeit, ehrlich Bilanz zu ziehen und möglichst an alle zu denken, die dir wichtig sind – von deiner besten Freundin oder deinem Trauzeugen, zu denen der Kontakt verlorengegangen ist, bis hin zu deinen Eltern, die du so gut wie nie bzw. jedes Wochenende besuchst. Keine Sorge, sie werden es nicht erfahren. Vielleicht hast du dann ja schon einen leisen Verdacht, wen du mal wieder anrufen könntest – oder vielleicht auch, welcher Kontakt dir nicht so guttut.

SCHRITT 2: Entdecke die Stellschrauben, an denen du drehen kannst, und entwickle Routinen, um bewusst neue Kontakte zu knüpfen und bereits bestehende Kontakte zu pflegen. Für die nächsten sechs Tage schlagen wir dir je einen Jungbrunnentipp pro Tag zum Ausprobieren vor und erklären dir kurz, wieso wir gerade diesen Tipp ausgesucht haben. Für den einen oder anderen musst du vielleicht im Vorfeld eine Kleinigkeit besorgen, lies sie dir deswegen am besten schon jetzt einmal durch.

SCHRITT 3: Du bist dran – auf Los geht's los!

Welche sozialen Kontakte ich im Alltag habe

FAMILIE, WAHLVERWANDTSCHAFTEN UND FREUNDE	ARBEIT UND ANDERE NICHT-FAMILIÄRE KONTEXTE
○ Partnerin/Partner	○ Vorgesetzte/r
○ Kind(er)	○ Kolleginnen und Kollegen
○ (Schwieger-)Mutter	○ Mitarbeiterinnen und Mitarbeiter
○ (Schwieger-)Vater	○ Kundinnen und Patienten
○ Geschwister, Schwager, Schwägerin	○ Dienstleistende
○ Großeltern	○ Nachbarschaft
○ weitere enge Familienmitglieder	○ Vereinsbekanntschaften
○ beste/r Freund/in	○ Sportbekanntschaften
○ weitere Freundschaften (eigene sowie die der engsten Familienmitglieder)	○ Eltern aus der Kita oder Schule des eigenen Kindes/der eigenen Kinder
○ Brieffreundschaften	○ Reinigungskraft im Haushalt
○ virtuelle Bekanntschaften aus sozialen Netzwerken	○ Pflegekraft von engen Angehörigen
○	○ andere Hunde-, Katzen-, Pferdehalterinnen
○	○
○	○
○	○
○	○

Was hält mich davon ab, im Alltag bewusst meine Kontakte zu pflegen?

Was erhoffe ich mir davon, neue Kontakte zu knüpfen bzw. bestehende Kontakte zu pflegen?

To-do-Liste/Einkaufsliste für die kommende Woche

z. B. Karteikarten fürs Schwarze Brett

Montag

Wann hast du eigentlich das letzte Mal deine Eltern besucht? Wie lange ist es her, dass du etwas mit deinem besten Freund unternommen hast? Weißt du, wie groß dein Patenkind inzwischen ist? Und was ist eigentlich seit deinem Umzug aus der netten Nachbarin geworden, bei der du früher regelmäßig auf einen Kaffee vorbeigeschaut hast? Freunde und Familie, aber auch Nachbarn, Kolleginnen und Bekannte gehören zu unserem sozialen Netzwerk, wo wir im gegenseitigen Austausch Rückhalt, Unterstützung und Zuwendung nicht nur finden, sondern auch geben. Das Gefühl von Geborgenheit und Sicherheit, das uns enge zwischenmenschliche Bindungen schenken, ist ein Grundbedürfnis, das wir alle mehr oder weniger stark in uns tragen.

Nimm dir bewusst Zeit, den Kontakt zu deiner Familie oder engen Freunden zu pflegen! Greife zum Telefonhörer, schicke eine Sprachnachricht, schreibe eine Postkarte oder schaue spontan bei einer Freundin vorbei. Blockiere dafür Zeit in deinem Kalender. Das mag anstrengend klingen – der Begriff «Beziehungsarbeit» kommt nicht von ungefähr. Aber wenn du es genauso ernst nimmst wie deine Erwerbsarbeit, wirst du sehr davon profitieren: in guten wie in schlechten Zeiten.

PROFI-TIPP

Lass die Menschen, die dir wichtig sind, an deinen (neuen) gesunden Gewohnheiten teilhaben! Eine Stunde Walken tut deinem Vater mindestens so gut wie dir. Und wenn du dir schon die Mühe machst, einen gesunden Obstsalat zu schnippeln, dann lade die Nachbarin doch kurzerhand zu einer Portion ein. Gemeinsam macht es nicht nur mehr Spaß und schmeckt besser – es macht uns auch resilienter.

Affirmation des Tages

FAMILIE UND FREUNDE SIND DAS UNSICHTBARE NETZ UND DER DOPPELTE BODEN UNSERES LEBENS.

Wie oft habe ich den Jungbrunnentipp ausprobiert?

Hat der Jungbrunnentipp funktioniert?

- ○ gut, weil
- ○ nicht so gut, weil
- ○ überhaupt nicht, weil

Wie könnte eine Alternative für mich aussehen?

Dienstag

Tanzt du für dein Leben gern, aber deine Frau geht lieber joggen? Oder gibt es für dich nichts Schöneres als die Aussicht vom Berg, während dein Mann mit Vorliebe übers platte Land radelt? Viele Freizeitaktivitäten machen zu zweit oder in der Gruppe einfach mehr Spaß. Aber die wenigsten von uns sind in der glücklichen Situation, dass der Partner oder die beste Freundin die eigene Leidenschaft mit derselben Begeisterung teilt. Oder was glaubst du, warum es so viele Vereine und Gruppen gibt, in denen sich Gleichgesinnte organisieren, um dem gemeinsamen Interesse nachzugehen?

Erweitere deinen Bekanntenkreis nach Bedarf! Es kann zwar etwas Überwindung kosten, zu einer bereits bestehenden Gruppe hinzuzustoßen. Aber wenn du dafür genau das Hobby oder die Sportart ausüben kannst, die dir so sehr am Herzen liegt, dann ist es das doch wert, oder? Es muss ja nicht gleich die Mitgliedschaft in einem Verein sein. In öffentlichen Einrichtungen oder auch in Supermärkten findest du oft Aushänge mit entsprechenden Angeboten. Und die sozialen Netzwerke bieten das Ganze in virtueller Form an. Von der Naturschutzgruppe bis zum Sprach-Tandem, vielleicht stolperst du sogar über deine neue Lieblingsbeschäftigung – die dich im besten Fall körperlich und geistig in Schwung bringt. Suche dir ein konkretes Angebot heraus und probiere es aus!

PROFI-TIPP

Wer sagt denn, dass man nur bestehende Angebote wahrnehmen kann? Vor allem bei spezielleren Interessen oder unbekannteren Sportarten bietet es sich an, selbst eine Gruppe ins Leben zu rufen. Du wirst sehen, es gibt bestimmt Leute, die zwar noch nie von Discgolf *gehört haben, aber gern zumindest probehalber mal ein paar Frisbee-Scheiben in einem Metallkorb versenken wollen.*

Affirmation des Tages

WENN DER BERG NICHT ZU MIR KOMMT,
DANN GEHE ICH HALT ZUM BERG.

Wie oft habe ich den Jungbrunnentipp ausprobiert?

Hat der Jungbrunnentipp funktioniert?

- ○ gut, weil
- ○ nicht so gut, weil
- ○ überhaupt nicht, weil

Wie könnte eine Alternative für mich aussehen?

Mittwoch

Du hast ein gutes Verhältnis zu deiner Familie, allerdings wohnen sie Hunderte Kilometer entfernt. Und über deine Nachbarn kannst du dich überhaupt nicht beschweren, aber ein regelmäßiges Kaffeetrinken muss es nun wirklich nicht gleich sein. Auch im Kollegenkreis kommst du gut mit allen klar, trotzdem möchtest du Berufliches und Privates gerne getrennt lassen. Du hast deinen Partner, deine Partnerin, vielleicht Kinder. Soziale Kontakte sind bei dir gar nicht unbedingt Mangelware. Aber in letzter Zeit hast du häufiger diesen Gedanken: Ernährung, Sport, Achtsamkeit – irgendwie dreht sich bei vielen so vieles nur um sie selbst. Das kann doch auch nicht so gesund sein.

Ein ehrenamtliches Engagement könnte genau das Richtige für dich sein! Beim Vögelzählen mit dem NABU (Naturschutzbund) kommst du gemeinsam mit anderen an die frische Luft. Vielleicht liegt es dir auch mehr, die Fußballmannschaft deines Kindes zu trainieren? Und es geht auch weniger organisiert: Überleg doch mal, ob die freundliche alleinstehende Dame von nebenan sich wohl freuen würde, wenn ihr gemeinsam zum Einkaufen geht. So kommt ihr nicht nur regelmäßig ins Gespräch, sondern du kannst ihr auch bei den schweren Tüten helfen. Das Gefühl, gebraucht zu werden und Freude zu schenken, ist nicht nur schön, sondern macht auch zufrieden und stärkt das Selbstwertgefühl.

PROFI-TIPP

Ergibt es sich, dass eine ehrenamtliche Tätigkeit dich nicht nur inhaltlich interessiert, sondern dir auch noch die Möglichkeit bietet, dich mit Menschen unterschiedlicher Altersgruppen oder mit verschiedenen sozialen Hintergründen auszutauschen, dann hast du das große Los gezogen. Greif zu! So erweiterst du deinen Horizont und hältst dich geistig fit.

Affirmation des Tages

GUTES TUN TUT GUT.

Wie oft habe ich den Jungbrunnentipp ausprobiert?

Hat der Jungbrunnentipp funktioniert?

- ○ gut, weil
- ○ nicht so gut, weil
- ○ überhaupt nicht, weil

Wie könnte eine Alternative für mich aussehen?

Donnerstag

Du hast eine tolle Familie! Deine Eltern helfen den Enkeln bei den Hausaufgaben und hüten Haus und Hund bei Bedarf. Und auch auf deinen Freundeskreis ist Verlass. Der Ausbau des Dachgeschosses oder der wochenlang ausgeliehene Zweitwagen, als euer Auto den Geist aufgegeben hat – das soll ihnen erst mal jemand nachmachen. Schade eigentlich, dass ihr inzwischen so weit verstreut wohnt. Es wäre schon schön, auch im Alltag mal ein aufmunterndes Lächeln oder ein nettes Wort zu hören.

Nutze die vielen kleinen Gelegenheiten des Alltags, um dich mit anderen Menschen auszutauschen! Der Smalltalk beim Brötchenkauf, der kurze Plausch mit den Nachbarn im Treppenhaus, ein paar freundliche Worte für den älteren Herrn, der jeden Morgen mit seinem Hund eine Runde dreht, wenn du zur Arbeit gehst. Unterschätze nicht, wie viel Energie solch ein scheinbar belangloses Schwätzchen dir schenken kann. Kleine Interaktionen wie diese sind der Kitt, der unser soziales Gefüge zusammenhält. Und gerade für Menschen mit wenigen Kontakten, aber längst nicht nur für sie, erweisen sie sich als winzige Energiespender, die über den Tag verteilt positive Akzente setzen und für gute Laune sorgen. Und positive Gefühle machen nicht nur glücklich, sie halten auch gesund.

PROFI-TIPP

Lächeln! Und zwar bewusst und immer mal wieder zwischendurch. Das entspannt ungemein. Wer zugewandt und freundlich auf andere zugeht, wird in aller Regel entsprechende Reaktionen ernten. Eine lebensbejahende Grundstimmung erhöht die Chancen für offene, vertrauensvolle Kontakte. Und die wiederum machen glücklich, zufrieden und gesund.

Affirmation des Tages

DER KÜRZESTE WEG ZWISCHEN ZWEI MENSCHEN
IST EIN LÄCHELN.

Wie oft habe ich den Jungbrunnentipp ausprobiert?

Hat der Jungbrunnentipp funktioniert?

- ○ gut, weil
- ○ nicht so gut, weil
- ○ überhaupt nicht, weil

Wie könnte eine Alternative für mich aussehen?

Freitag

Wie hältst du eigentlich den Kontakt zu Schulfreunden, ehemaligen Arbeitskolleginnen und der entfernten Verwandtschaft? Ist es nicht wahnsinnig praktisch, dass man heute dank sozialer Netzwerke tagesaktuell am Leben sämtlicher Kontakte teilhaben kann? Zugegeben, wenn du nach der Ausbildung weggezogen bist oder dein Onkel mit seiner Familie ausgewandert ist, dann ist das ein einfacher Weg, um mit wenig Aufwand auf dem Laufenden zu bleiben. Eine echte Interaktion kann das aber nie ganz ersetzen.

Fördere deshalb wieder mehr den echten Eins-zu-eins-Kontakt mit den Menschen, die dir wichtig sind. Von Angesicht zu Angesicht wird die Kommunikation vertrauter, tiefgründiger und ehrlicher. Ist es dir manchmal zu anstrengend, dich nach der Arbeit noch zu einem Treffen mit deiner besten Freundin aufzuraffen? Oder möchtest du am Wochenende lieber sämtliche Folgen deine Lieblingsserie gucken, anstatt zur Geburtstagsfeier deines Patenkindes zu gehen? Es soll sich jetzt nicht nach einer schnöden Kosten-Nutzen-Rechnung anhören, aber betrachte die Kontaktpflege doch auch mal als «Investition in die Zukunft»: Die sozialen Kontakte von heute sind deine Versicherung gegen die Einsamkeit von morgen. Insofern: Tausche die Likes und Herzchen unter Facebook-Posts und Instagram-Fotos gegen echte Begegnungen – du wirst sehen, wie gut das tut.

PROFI-TIPP

Ein langer Spaziergang im Wald, ein gemeinsam zubereitetes gesundes Essen, ein Abend in der Sauna – viele deiner (neuen) Gesundheitsrituale kann man auch zu mehreren genießen. Vielleicht nicht immer, aber immer öfter? Das Erfolgsgeheimnis besteht darin, die Kontaktpflege nicht als lästiges Übel zu ertragen, sondern als Sahnehäubchen zu zelebrieren und zu genießen.

Affirmation des Tages

«ZUSAMMEN IST MAN WENIGER ALLEIN.»

Anna Gavalda

Wie oft habe ich den Jungbrunnentipp ausprobiert?

Hat der Jungbrunnentipp funktioniert?

- ○ gut, weil
- ○ nicht so gut, weil
- ○ überhaupt nicht, weil

Wie könnte eine Alternative für mich aussehen?

FR

Samstag

Erinnerst du dich noch an die Zeit, als du jedes Wochenende auf einer anderen Geburtstagsfeier oder Einweihungsparty warst? Weißt du noch, wie in deinem Freundeskreis plötzlich das Heiratsfieber ausbrach und eine Hochzeit die nächste jagte? Und vermisst du manchmal deine beiden Kolleginnen und die gemeinsamen Zeiten als die drei Musketiere der Firma? Nichts verbindet so sehr wie gemeinsame Erlebnisse. Und nichts bringt das Zusammengehörigkeitsgefühl besser zum Vorschein, als sich darüber auszutauschen.

Veranstalte doch zu deinem nächsten Geburtstag ein Wiedersehen mit den Freundinnen und Freunden, die dich bis zu diesem Meilenstein begleitet haben. Organisiere mit ein paar Nachbarn ein Straßenfest, bei dem aus dem flüchtigen «Hallo!» und «Wie geht's?» ein echtes Kennenlernen wird. Oder trommele die Familie samt entfernterer Verwandtschaft für ein gemeinsames Wochenende zusammen. Und zwar nicht erst, wenn ein Trauerfall euch dazu zwingt. Schon allein die Vorfreude beim gemeinsamen Organisieren wird ungeahnte Kräfte und Glückshormone freisetzen. Und wer weiß, vielleicht hauchst du ja bei der Gelegenheit sogar der einen oder anderen über die Jahre vernachlässigten Freundschaft ganz neues Leben ein.

PROFI-TIPP

Manchmal reicht es schon, die richtige Person mit der richtigen Idee zu versorgen – und schon ist eine Großeltern-Tauschbörse ins Leben gerufen, bei der die Älteren in der Nachbarschaft den Kindern bei den Hausaufgaben helfen oder sie zum Schwimmkurs begleiten, während die Kinder mal den Rasen mähen oder einfach nur Gesellschaft leisten und von früher lauschen. Von so einem Austausch über die Generationen hinweg profitieren alle!

Affirmation des Tages

DU BIST NICHT ALT, DU BIST NUR SCHON EIN BISSCHEN LÄNGER JUNG ALS ANDERE.

Wie oft habe ich den Jungbrunnentipp ausprobiert?

Hat der Jungbrunnentipp funktioniert?

- ○ gut, weil
- ○ nicht so gut, weil
- ○ überhaupt nicht, weil

Wie könnte eine Alternative für mich aussehen?

SA

Du bist am Ende der Woche und damit auch am Ende des 7-Wochen-Programms angekommen. Konntest du die Tipps und Impulse in deinen Alltag integrieren? Fühlst du vielleicht schon eine erste positive Veränderung? Wie steht es um deine sozialen Kontakte?

Um welche meiner Kontakte sollte ich mich intensiver kümmern?

Welche Kontakte tun mir im Alltag gut? Und welche Kontakte möchte ich langfristig pflegen?

Welche Jungbrunnentipps zu sozialen Kontakten haben mir gutgetan?

#1	1	○	○	○	○	○	○	○	○	○	○	10
#2	1	○	○	○	○	○	○	○	○	○	○	10
#3	1	○	○	○	○	○	○	○	○	○	○	10
#4	1	○	○	○	○	○	○	○	○	○	○	10
#5	1	○	○	○	○	○	○	○	○	○	○	10
#6	1	○	○	○	○	○	○	○	○	○	○	10

Welche Jungbrunnentipps zu sozialen Kontakten passen gut in meinen Alltag?

#1	1	○	○	○	○	○	○	○	○	○	○	10
#2	1	○	○	○	○	○	○	○	○	○	○	10

#3	1	○	○	○	○	○	○	○	○	○	○	10
#4	1	○	○	○	○	○	○	○	○	○	○	10
#5	1	○	○	○	○	○	○	○	○	○	○	10
#6	1	○	○	○	○	○	○	○	○	○	○	10

Welche Jungbrunnentipps zu sozialen Kontakten möchte ich zu einem anderen Zeitpunkt, z. B. im Urlaub, noch einmal in Angriff nehmen?

Welche drei (oder mehr) neuen Gewohnheiten und Routinen möchte ich mit in die nächste Woche nehmen?

Welche eigenen Ideen habe ich, die gut zu mir und meinem Alltag passen?

SO

Wie kann ich die Kontaktpflege zu den mir wichtigen Personen so gestalten, dass sie nicht Pflicht, sondern Kür ist?

Gibt es Überschneidungen in meinen sozialen Kontakten (Personen, die sich schon kennen oder gemeinsame Interessen haben), die ich für eine gemeinsame Kontaktpflege nutzen könnte?

Wöchentliche Notizen und Gedanken

Affirmation der Woche

VON WEGEN, DAS ALTER IST NUR EINE ZAHL.

DAS IST NATÜRLICH QUATSCH!

ES IST EIN WORT.

Für weitere Tipps zum Thema «soziale Kontakte»
scanne einfach diesen QR-Code mit deinem Handy.
Alternativ gib www.jungbrunnenapp.de/soziale-kontakte
in den Webbrowser ein.

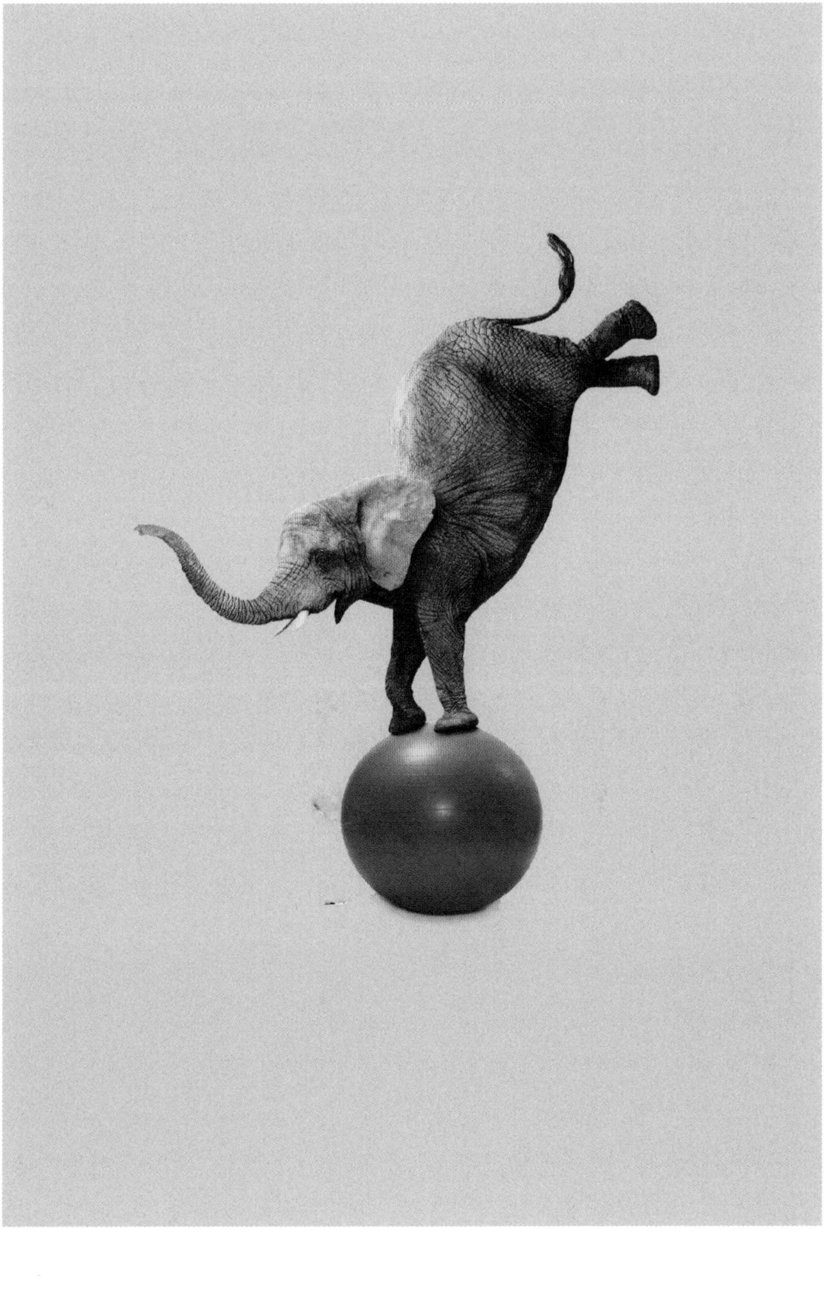

SCHLUSSWORT

Wie geht's dir?

Richtig! Das ist genau dieselbe Frage wie vor sieben Wochen. 42 Tipps und Profi-Tipps später ist bestimmt jede Menge bei dir und deinem Alltag in Bewegung gekommen. Und wenn du das nicht glauben magst, dann blättere doch noch einmal durch die Seiten, und schau vor allem bei den *Bestandsaufnahmen* und *Kassenstürzen* noch einmal genauer hin. Siehst du! Du hast vieles ausprobiert, das eine oder andere wahrscheinlich inzwischen fest in deinen Tagesablauf übernommen und vielleicht auch etwas verworfen oder so verändert, dass es besser in deinen Alltag passt. Was zählt, ist eins: Du bist aktiv geworden!

Einen gesunden Lebenswandel führt man nicht zufällig, und man entwickelt ihn auch nicht über Nacht. Aber mit jeder noch so kleinen bewussten Verhaltensänderung kommt man ihm ein Stückchen näher. Etwas für sich und den eigenen Körper tun, einen Beitrag zur körperlichen und seelischen Gesundheit leisten – das hat, wie du inzwischen weißt, viel mit deiner inneren Einstellung zu tun: Wer die sieben *Jungbrunnenfaktoren* kennt, die unsere körperliche wie seelische Gesundheit maßgeblich beeinflussen, und sie gezielt einzusetzen weiß, der hat den Berg zu vitalem Wohlbefinden schon halb erklommen. Zugegeben, bis zum Gipfel ist es noch ein gutes Stück. Der Weg mag dir zunächst lang erscheinen, aber niemand hat gesagt, dass du ihn in einem einzigen Gewaltmarsch bezwingen musst. Mach kleine Schritte, nimm dir überschaubare Etappen vor, beobachte, wie dir der Anstieg durch den Trainings- und Gewöhnungseffekt immer leichter fällt. Gönn dir auch mal eine Rast, lass die Ruhe und die frische Luft auf dich wirken, lass deinen Blick über die wunderschöne Aussicht schweifen und genieß die nette Begleitung.

Dein Weg zu mehr Gesundheit und dauerhaftem Wohlbefinden bis ins hohe Alter ist keine zusätzliche Wandertour fürs Wochenende oder für den

Urlaub. Er ist dein Lebensweg, den du tagtäglich gehst – und der hier und da einer kleinen Kurskorrektur bedarf. Mit Hilfe dieses *Praxisbuches* hast du deinen Kurs gefunden. Vielleicht dient es dir darüber hinaus als Vorlage für ein Logbuch, mit dem du den Kurs auch zukünftig hältst.

Vergiss nicht: Der Weg ist das Ziel!

DAS JUNGBRUNNEN-PROTOKOLL

Können wir uns biologisch verjüngen? Erste Studien deuten darauf hin. So zeigen z. B. Yafit Hachmo et al. in ihrer Studie[1] des Shamir Medical Center und der Universität Tel Aviv in Israel, dass bestimmte Sauerstofftherapien in Druckkammern bei gesunden Erwachsenen die Alterung der Blutzellen nicht nur stoppen, sondern ihren Alterungsprozess sogar umkehren können. Kara N. Fitzgerald et al. vom Institut für Funktionale Medizin in Newtown, Connecticut, fanden mit ihrer Studie[2] heraus, dass wir unser biologisches Alter bereits durch ganz alltägliche Verhaltensweisen zurückdrehen können. Denn die Art wie wir uns ernähren, bewegen, schlafen etc. beeinflusst unsere epigenetische Uhr und kann im Idealfall zu einer Verjüngung führen. Die Epigenetik untersucht, vereinfacht ausgedrückt, u. a., inwiefern wir durch unseren Lebenswandel bestimmte Funktionen unserer Gene aktivieren bzw. modifizieren und damit eben auch die Entwicklung unserer Zellen verändern.

Die Verhaltensweisen, die die Probanden in den Studien nachweislich verjüngten, habe ich mit weiteren Erkenntnissen und Praxiserfahrungen hinsichtlich der Jungbrunnen-Faktoren ergänzt und sie in meinem persönlichen Jungbrunnen-Protokoll festgehalten, das ich laufend ergänze. Ich liebe Selbstexperimente! Was genau ich tue, kannst du hier nachlesen: www.jungbrunnenapp.de/protokoll. Bei Fragen zum Selbstexperiment schreibe an sven.voelpel@svenvoelpel.com.

ACHTUNG: Bevor du damit startest, nach dem Jungbrunnen-Protokoll zu leben, solltest du unbedingt Rücksprache mit deinem Hausarzt halten und ein Gesundheits-Check-up machen lassen, am besten auch noch mal nach einigen Monaten.

[1] Hachmo Y. et al., Hyperbaric oxygen therapy increases telomere length and decreases immunosenescence in isolated blood cells: a prospective trial. Aging (Albany NY). 2020; 12:22445-22456.

[2] Fitzgerald KN. Et al., Potential reversal of epigenetic age using a diet and lifestyle intervention: a pilot randomized clinical trial. Aging (Albany NY). 2021; 13:9419-9432.

Notizen

Die Rowohlt Verlage haben sich zu einer nachhaltigen Buchproduktion verpflichtet. Gemeinsam mit unseren Partnern und Lieferanten setzen wir uns für eine klimaneutrale Buchproduktion ein, die den Erwerb von Klimazertifikaten zur Kompensation des CO_2-Ausstoßes einschließt.
www.klimaneutralerverlag.de

FSC
www.fsc.org
MIX
Papier aus verantwortungsvollen Quellen
FSC® C083411